Intervallfasten 16 8

Wie Sie gesund abnehmen und Ihr Traumgewicht innerhalb von 4 Wochen erreichen

[1. Auflage]

Petra Brandl

ISBN-9781698240855

INHALT

HAFTUNGSAUSSCHLUSS

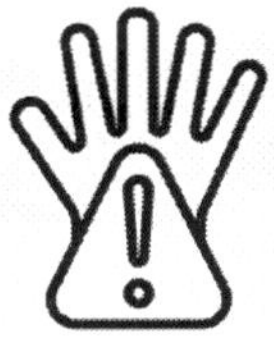

Dieses Buch enthält Meinungen und Ideen der Autorin und beabsichtigt den Lesern informatives und hilfreiches Wissen mit einem Unterhaltungscharakter zu vermitteln. Die enthaltenen Anleitungen und Strategien passen möglicherweise nicht zu jedem Leser, und es gibt keine Garantie dafür, dass sie auch wirklich bei jedem funktionieren. Die Benutzung dieses Buchs und die Umsetzung der darin ausgearbeiteten Informationen / Rezepte erfolgt ausdrücklich in eigener Verantwortung und Risiko. Das Werk, inklusive aller Inhalte, gewährt keine Gewähr oder Garantie für Korrektheit, Vollständigkeit, Qualität oder Aktualität der zur Verfügung gestellten Informationen. Fehlinformationen und Druckfehler sind nicht vollständig auszuschließen.

Eine Ernährungsform, die in den letzten Jahren immer stärker befürwortet wird und auch als Diätmethode mit dem Zweck des Gewichtsverlustes einen großen Erfolg feiert, ist das Intervallfasten. Die ersten Schritte machte diese Ernährungsmethode bereits Anfang des 20. Jahrhunderts, als Forscher an unterschiedlichen Tierarten, darunter Mäuse, Salamander und Ratten, erforschten, wie sich ein intermittierendes Fasten auf die Lebenserwartungen und das Wachstum der Tiere auswirkt. Dabei konnte herausgefunden werden, dass sich die Lebensdauer der Ratten deutlich verlängerte, die Bildung von Tumoren konnte erheblich eingeschränkt werden. Bei den Tieren fanden die Wissenschaftler heraus, dass ein Tag fasten innerhalb dreier Tage ein optimales Intervall darstellte.

Selbstverständlich lassen sich diese Ergebnisse nicht ohne gründliche Analysen auf den Menschen übertragen, da sich die Beweglichkeit und die Gewohnheiten der Tiere deutlich von denen einer durchschnittlichen Person unterscheiden. Auch wurde die Gewichtsabnahme bei den Tieren in den Versuchen anfangs kaum beachtet, denn die Lebensdauer und das Wachstum standen im Vordergrund der Untersuchungen.

Und doch scheinen Gewichtsverlust und Steigerung der Lebensqualität die größten Vorteile des Intervallfastens zu sein. Dies ist vor allem darauf zurückzuführen, dass der menschliche Körper im Laufe der Jahrtausende in verschiedenen Zeiten und unter unterschiedlichen Voraussetzungen gelebt hat. Erst in den letzten Jahrzehnten hat das Nahrungsmittelangebot in den westlichen Ländern derart zugenommen, dass die Menschen in einem dauernden Überfluss leben. Daran hat sich der menschliche Körper jedoch noch nicht gewöhnt, sodass es bei vielen Menschen zu Übergewicht kommt, die Tendenz ist steigend. Wenn wir heute auf die Straße gehen, dann kämpfen wir nicht um unser Überleben, wir versuchen vielmehr, den vielen Angeboten auszuweichen und uns zurückzuhalten, wenn wir einen Supermarkt betreten, denn Süßigkeiten, Pizza, Nudeln und verschiedensten Backwaren schreien uns sowohl von den Supermarktregalen als auch von den Geschäften in den Einkaufsstraßen verlockende Einladungen zu.

Den Großteil unserer Entwicklung waren wir Menschen jedoch keine Lebewesen des Überflusses und sind es heute noch in vielen Regionen der Welt nicht. Wir waren Jäger und Sammler und der menschliche Körper hat sich über die Jahrhunderte hinweg diesen Voraussetzungen angepasst. Das scheint einer der Gründe zu sein, warum das intermittierende Fasten einen solchen Erfolg im Bereich der Gewichtsabnahme und Verbesserung der Lebensqualität hat. Der Körper des Menschen ist noch lange nicht angepasst auf die heutigen Lebensbedingungen, die durch Überfluss und technologischen Fortschritt geprägt sind. Aus diesem Grund ist es unsere Aufgabe, über die wahren Bedürfnisse unseres Körpers nachzudenken und unsere Lebensgewohnheiten anzupassen, sodass wir mit unserem Körper arbeiten, anstatt gegen ihn.

Der Begriff Intervallfasten oder auch intermittierendes Fasten genannt, beschreibt eine Ernährung, bei welcher in regelmäßigen Abständen Zeitabschnitte erfolgen, in denen die Person Essen zu sich nimmt, gefolgt durch Abschnitte, in denen auf die Lebensmittelzunahme verzichtet wird. Die einzelnen Intervalle können ganz unterschiedlich verlaufen, sowohl in ihren Abständen als auch ihrer Dauer. Dies hängt von der gewählten Methode und den persönlichen Vorlieben ab.

Religiöses Fasten ist schon seit Jahrhunderten ein fester Brauch vieler Religionen, darunter der des Judentums, des Buddhismus, des Christentums und des Islams.

Muslimen ist es im 9. Monat des islamischen Mondjahres untersagt, zwischen dem Sonnenaufgang und dem Sonnenuntergang Lebensmittel zu sich zu nehmen. Dieser Brauch ist ein göttliches Gebot und stellt eine der fünf Säulen des Islams dar.

Der Buddhismus stellt fest, dass weder der vollkommene Verzicht, noch die Völlerei gut für den Menschen sind. Der Verzehr von Speisen in Maßen führt jedoch dazu, dass sich der Geist besser auf die meditativen Übungen konzentrieren kann.

Im Judentum gibt es mehrere Fastentage, die über das Jahr verteilt liegen. An ihnen werden traurige Ereignisse erinnert, die sich über die Jahrtausende hinweg zugetragen haben.

Und auch im Christentum ist vielen bekannt, dass es eine Fastenzeit zwischen Aschermittwoch und Ostern gibt. In der Vergangenheit wurde diese streng eingehalten, doch heute hat sich daraus eine Mode entwickelt. In diesen Wochen wird nicht länger auf alle Lebensmittel verzichten, vielmehr wollen die Menschen versuchen, auf bestimmte Lebensmittel oder schädliche Angewohnheiten zu verzichten. Einige entscheiden sich dazu, endlich den wichtigen Schritt zu gehen und das Rauchen aufzugeben. Andere streichen die Süßigkeiten oder trinken in diesen Wochen keinen Alkohol.

Viele Personen stellen nach Ostern fest, dass ihnen der Verzicht sehr gut getan hat und beschließen deshalb, weiterhin zu „fasten". Menschen, die während der Fastenzeit auf das Abendessen verzichten, konnten beispielsweise eine deutliche Gewichtsabnahme feststellen. Daraus ergaben sich verschiedene Fastenmethoden, die sich vor allem in der Länge der Fastenintervalle unterscheiden. Bei einigen Methoden wird ein ganzer Tag gefastet, wobei selbstverständlich kalorienfreie Getränke zugelassen werden. Andere Varianten sehen hingegen vor, einen Tag als Intervall zu messen und ihn in zwei Abschnitte zu unterteilen. In einem Abschnitt darf gegessen werden, im anderen nicht.

Das Intervallfasten wirbt besonders damit, dass eine deutliche Gewichtsabnahme bereits nach wenigen Wochen erfasst werden kann. Der Yoyo-Effekt bleibt aus, denn während der Zeiten, in denen gegessen werden darf, gibt es kaum Einschränkungen in der Art und Menge der Lebensmittel, die auf dem Essensplan stehen dürfen. Die Hungergefühle bleiben aus, denn es wird nie über mehrere Tage hinweg gefastet. Aus diesem Grund entstehen bei den fastenden

Personen keine negativen Gedanken und Assoziationen, wie dies bei vielen Diäten der Fall ist. Der Verzicht auf Lebensmittel geht stets über wenige Stunden, anschließend darf wieder normal gegessen werden. Dies ist mit einem deutlich geringeren mentalen Aufwand verbunden als der konstante Verzicht auf bestimmte Lebensmittel, wie es in zahlreichen Diäten vorgeschrieben wird.

Beim Intervallfasten werden nicht die Nahrungsmittel eingeschränkt, sondern die Zeiten, zu denen die Mahlzeiten eingenommen werden. Dies ist in den menschlichen Gedanken sehr viel einfacher zu steuern.

Die Person sucht sich eine der Methoden aus, die im folgenden Kapitel eingehend erklärt werden und verfasst anschließend einen Ernährungsplan. Dieser hilft dabei, einzelne Mahlzeiten einzuplanen und sollte in jedem Fall eingehalten werden. Das Intervallfasten ist ein Langzeitprojekt. Es handelt sich nicht um eine Diät, welche Sie nach Ablauf einer bestimmten Zeit absolviert haben. Das Ziel ist vielmehr eine langfristige Ernährungsumstellung, die auch langzeitige positive Resultate mit sich bringt. Besonders in der Anfangszeit kann es schwerfallen, einen umfangreichen Ernährungsplan aufzustellen. Die ersten vier Wochen der Ernährungsumstellung sind jedoch überaus wichtig, denn diese Zeit benötigt Ihr Gehirn, um alte Gewohnheiten zu vergessen und die neuen Verhaltensmuster abzuspeichern. Aus diesem Grund erhalten Sie in diesem Buch einen umfangreichen Ernährungsplan für die ersten vier Wochen. Auf diese Weise müssen Sie sich nicht mit der Planung den Kopf zerbrechen sondern können gleich anfangen und in Ihr neues Leben starten.

Die meisten Menschen beginnen damit, sich mit der Methode des intermittierenden Fastens auseinanderzusetzen, weil sie einen bedeutenden Gewichtsverlust erzielen möchten. Bekanntlich lässt Intervallfasten besonders den Bauchspeck verschwinden, der nicht nur unansehnlich ist und stört, sondern auch ein beträchtliches gesundheitliches Risiko mit sich bringt. Denn Übergewicht fördert das Risiko einer Herz-Kreislauferkrankung und kann außerdem Diabetes hervorrufen. Es geht somit nicht allein um die Ästhetik, sondern um Ihre Gesundheit im Allgemeinen, wenn Sie den Kilos den Kampf ansagen und Ihr Gewicht selbst in die Hand nehmen.

Gewichtsverlust: In diesem Zusammenhang hat das Intervallfasten mehrere Vorteile. Wenn Sie über mehrere Stunden hinweg keine Nahrung zu sich nehmen, so beginnt der Körper automatisch damit, die Fettreserven anzugreifen und Energie aus ihnen zu gewinnen, denn es kommt keine neue Energie in Form von Glukose in den Körper. Das Fettgewebe, welches dabei als erstes verbrannt wird, liegt im Bauchbereich und es handelt sich dabei um genau das Gewebe, welches sich negativ auf Ihre Gesundheit auswirkt.

Es gibt Diäten, bei denen Sie streng die Hälfte von jeder Mahlzeit essen. FdH nennt sich dies im Volksmund. Sie nehmen dabei zwar die Hälfte der Kalorien zu sich, verzichten jedoch gleichzeitig auch auf viele Nährstoffe und wichtige Vitamine, denn diese werden ebenfalls halbiert. Infolgedessen kann es zu Mineralstoff- und Vitaminmangel kommen.

Beim Intervallfasten nehmen Sie über den Tag hinweg ebenfalls weniger Kalorien zu sich. Dies geschieht ganz automatisch, denn das Zeitfenster, in welchem Sie Nahrungsmittel zu sich nehmen, wird verkleinert. Manche Personen machen sich Sorgen, dass Sie nun dazu verleitet werden könnten, nach einer Fastenzeit deutlich mehr zu essen als sie sollten. Doch keine Angst, in Studien wurde herausgefunden, dass die meisten Menschen zwar mehr essen und nach einer Fastenperiode psychisch bedingt mehr Lust auf das Essen verspüren, der tatsächliche Kalorienverzehr jedoch nur um rund 10 Prozent ansteigt, verglichen mit einer normalen Mahlzeit.

Nehmen wir einmal an, Sie entscheiden sich für das Fastenmodell 16:8, so nehmen Sie Ihre Mahlzeiten in einem Zeitfenster von acht Stunden zu sich. Wenn Sie normalerweise ein Frühstück von 200 kcal, ein Mittagessen von 600 kcal, ein Abendessen von 400 kcal und abendliche Snacks von 300 kcal zu sich nehmen, dann sind dies über den Tag hinweg 1500 kcal. Beim Intervallfasten fällt Ihr Frühstück nun mit 10 Prozent mehr aus, 220 kcal also, das Mittagessen bleibt bei 600 kcal, Sie nehmen das Abendessen bereits am frühen Abend ein, dieses hat 400 kcal und dann hören Sie auf zu essen, so können Sie immer noch 280 kcal einsparen, im Vergleich zu Ihrer herkömmlichen Ernährung. Bei dieser Darstellung handelt es sich um einen theoretischen Fall, der allein der Veranschaulichung dient. Der genaue tägliche Kalorienbedarf einer Person ist sehr persönlich und lässt sich unter anderem aus dem Gewicht, dem Alter, Geschlecht und Kalorienverbrauch ermitteln.

Beim Intervallfasten nehmen Sie deshalb langfristig stetig ab, ohne Hungergefühle zu verspüren.

Bessere Haut: Wenn Sie ununterbrochen essen, sei es etwas Obst, ein paar Nüsse, ein Schokoriegel und dann noch die Hauptmahlzeiten, so befindet sich Ihr Körper in einem Dauerzustand des Überflusses. Dies fördert die Bildung des Wachstumshormons IGF-1, welches in der Leber produziert wird. Die Folge sind Unreinheiten der Haut bis hin zu schwerer Akne. Wenn Sie in Intervallen fasten, dann wird die übermäßige Produktion dieses Hormons gehemmt und Ihr Hautbild verbessert sich bereits nach einigen Tagen. Wenn Sie viel Wasser trinken, dann unterstützen Sie den Reinigungsprozess in Ihren Hautzellen, dies unterstützt die Verbesserung Ihrer Haut zusätzlich.

Eine bessere Verdauung: Wenn Sie viel Zucker und Fett zu sich nehmen, dann vermehren sich die schlechten Bakterien in Ihrem Darm in rasantem Tempo. Dies kann zu schweren Verdauungsproblemen und Bauchschmerzen führen. Wenn Sie täglich mehrere Stunden fasten, so geben Sie Ihrem Darm Zeit, gute Bakterien zu unterstützen und diese können sich vermehren. Die schlechten Darmbakterien gehen deutlich zurück und eine starke Verbesserung der Verdauung ist die Folge.

Gewichtsabnahme ohne Muskelverlust: Wenn Sie eine herkömmliche Diät beginnen und wenig Kalorien oder Fett zu sich nehmen, dann beginnt der Körper, eigene Zellen abzubauen, um aus ihnen Energie zu gewinnen. Selbstverständlich möchten Sie, dass vor allem das Fettgewebe betroffen ist und dieses möglichst schnell abgebaut wird. Dem ist jedoch nicht so, in vielen Fällen müssen die

Personen feststellen, dass Sie zwar an Gewicht verlieren, dieser Verlust jedoch hauptsächlich aus Muskelgewebe besteht.

Beim Intervallfasten ist das anders, denn während der Fastenperioden findet der Körper zur Autophagie, bei welcher Abfallstoffe und Stoffe, die sich in den Zellzwischenräumen befinden, verwertet werden. Die Giftstoffe werden ungehindert aus dem Körper befördert, was bei ständiger Nahrungszunahme nicht geschehen kann.

Besser schlafen: Wer sich für die Ernährungsform des Intervallfastens entscheidet, der wird nach kurzer Zeit bereits feststellen, dass er deutlich besser schlafen kann. Auch wenn der Kopf nachts abschaltet, so arbeitet der Körper weiterhin auf Hochtouren. Es handelt sich hierbei um ein komplexes Zusammenspiel aus Hormonen und Organen. Wenn Sie abends schwere Mahlzeiten zu sich nehmen, dann konzentriert sich Ihr Körper erst einmal auf Ihre Verdauung. Andere Prozesse werden hinten angestellt und können deshalb nicht optimal ausgeführt werden. Sie schlafen unruhig und es ist unmöglich, in Tiefschlafphasen zu fallen. Morgens fühlen Sie sich unausgeruht und auch Ihre Verdauung macht Ihnen möglicherweise zu schaffen.

Wenn Sie sich jedoch fürs Intervallfasten entscheiden, dann nehmen Sie Ihr Abendessen recht früh ein und dies besteht aus keinen schweren Mahlzeiten. Infolgedessen können Sie abends besser in den Schlaf finden, Ihr Körper funktioniert optimal und am Morgen fühlen Sie sich ausgeruht und voller Energie. Auf diese Weise können Sie perfekt in den neuen Tag starten.

Steigerung der Produktivität und Laune: Wenn Sie über den Tag hinweg viele Mahlzeiten einnehmen, so ist Ihr Körper rund um die Uhr mit der Verdauung der verzehrten Lebensmittel beschäftigt. Dabei wird viel Energie aufgewendet, die Ihnen verloren geht. Darüber hinaus fühlen Sie sich entweder pappsatt, weil Sie gerade einen großen Teller Nudeln verdrückt haben oder aber Sie haben bereits wieder hunger, wenn Ihr Blutzuckerspiegel nach dem Verbrauch der einfachen Kohlenhydrate abfällt. Wenn Sie Ihre Mahlzeiten gut planen und Fastenintervalle einlegen, so entstehen Zeitabschnitte, in denen sich Ihre Energie in Ihrem Gehirn ansammeln kann. Sie haben bessere Laune, sind kreativer, aktiver und bearbeiten Ihre täglichen Aufgaben sehr viel effizienter.

Es gibt verschiedene Formen des Fastens, ebenso werden sie aus unterschiedlichen Anlässen durchgeführt. Viele Personen fasten aus religiösen Gründen, dies wurde im ersten Kapitel bereits näher erläutert. Liegt die Ursache für den Entschluss zum Fasten nicht in einer Religion, so ist der Fokus meist auf der Gesundheit des Körpers.

Bereits vor einigen Jahrzehnten begannen immer mehr Menschen, ein bis zweimal im Jahr eine Fastenkur durchzuführen. Diese erstreckte sich über mehrere Tage bis hin zu zwei Wochen. Während dieser Zeit wird die Kalorienzufuhr stark eingeschränkt. Manche Menschen entscheiden sich dazu, lediglich eine Brühe täglich zu sich zu nehmen und ansonsten nur Wasser zu trinken. Andere Kuren sehen Frucht- und Obstsäfte vor. Dieses Heilfasten kann man entweder zu Hause durchführen oder aber in einer Klinik. Die Kur geht meist mit einem Entschlackungsverfahren einher, bei welchem der Körper von abgelagerten Abfallstoffen befreit werden soll. Auch wenn die Menschen einen deutlichen Gewichtsverlust erkennen können, liegt die Ursache hierfür meist darin, dass Wassereinlagerungen aus dem Körper gespult werden. Im Vordergrund der Fastenkur steht die Entschlackung des Körpers, nicht der Gewichtsverlust.

Wenn Sie sich für intermittierendes Fasten entscheiden, dann können Sie nicht nur mit einer Gewichtsabnahme rechnen, sondern auch mit anderen positiven Effekten. Diese wurden im vorangehenden Kapitel eingehend beleuchtet. Doch auch beim Intervallfasten gibt es verschiedene Herangehensweisen. Diese unterscheiden sich in der Dauer eines Intervalls. Eine Methode ist beispielsweise das Prinzip 5:2. Die Fünf bezieht sich auf die fünf Tage der Woche, an denen Sie Ihre Mahlzeiten normal zu sich nehmen. Selbstverständlich achten Sie stets darauf, gesund und ausgewogen zu kochen, Sie müssen jedoch kein Zeitfenster einhalten, in welchem Sie fasten müssen. Dies tun Sie stattdessen an zwei ganzen Tagen, an welchen Sie eine sehr verringerte Menge an Kalorien zu sich nehmen. Bei Frauen sind dies nur 500 kcal, bei Männern rund 600 kcal. An zwei Tagen in der Woche fasten Sie. Eine andere Möglichkeit ist die Methode 10 in 2. Die 1 steht für den Tag, an dem Sie normal essen, die 0 für einen Fastentag. Beides geschieht in einem Intervall von 2 Tagen. Sie fasten und essen also abwechselnd jeweils einen Tag und beginnen dann von Neuem.

Einige mögen es, einen gesamten Tag zu fasten, denn Sie halten es besser aus, gar nicht zu essen beziehungsweise nur Brühe und Tees zu sich zu nehmen, als nur in einem bestimmten Zeitraum zu essen.

Anderen fällt es hingegen leichter, täglich essen zu dürfen und stattdessen das Zeitfenster der Nahrungsaufnahme einzuschränken. Es gibt auch hier unterschiedliche Möglichkeiten. Die 16:8 Methode des Intervallfastens ist die Methode, die sich in den letzten Jahren besonders gut durchsetzen konnte. Ein Intervall besteht aus 16 plus 8, also 24 Stunden und somit einem ganzen Tag. Das Intervall lässt sich leicht überblicken und ist schnell berechnet. Es eignet sich besonders gut für Menschen, die weiterhin flexibel bleiben und trotzdem gute Fortschritte sehen können möchten. In den nächsten Kapiteln werden die Methoden 5:2 und 16:8 näher beleuchtet, um ihre Vor- und Nachteile besser aufzeigen zu können.

So funktioniert die Methode

Bei dieser Methode besteht ein Intervall aus 5 plus 2 Tagen, dementsprechend aus einer Woche. Es wird in ganzen Tagen gezählt, die Fastentage ebenso wie die Tage, an denen Sie sich normal ernähren können. Sie fasten an 2 Tagen in der Woche, wie Sie diese Tage am besten schieben, das liegt bei Ihnen. Einigen Personen fällt es leichter, die Fastentage bereits an den Anfang der Woche zu legen und beispielsweise am Montag und Mittwoch zu fasten. Andere hingegen bevorzugen es, am Wochenende zu fasten und legen sich deshalb einen Fastentag an den Anfang der Woche, beispielsweise einen Dienstag und den anderen Fastentag auf den Samstag.

An den Tagen, an denen Sie fasten, nehmen Sie kaum Kalorien zu sich. Kalorienfreie Getränke, wie Wasser und Tee sind selbstverständlich erlaubt. Kaffee dürfen Sie ebenfalls trinken, jedoch nur ohne Milch und Zucker. Dies ist am Anfang gewöhnungsbedürftig, doch Sie gewöhnen sich nach einigen Wochen daran. Wenn Sie keinen Kaffee mögen, so können Sie Grün- und Schwarztee trinken, um den Start in den Tag einfacher zu gestalten. Ansonsten nehmen Sie an einem Fastentag eine Brühe zu sich, die jedoch keine Fleisch- oder Gemüsestücke enthalten darf. Insgesamt kommen Sie an einem Fastentag gerade einmal auf 500 kcal, wenn Sie eine Frau sind und 600 kcal, wenn Sie ein Mann sind.

An den fünf restlichen Tagen der Woche können Sie sich normal ernähren, auch Snacks und Süßspeisen sind in Maßen erlaubt. Einige Dinge müssen jedoch beachtet werden.

Das müssen Sie beachten:

Viel trinken: Egal in welchem Intervall Sie sich befinden, Sie müssen stets darauf achten, ausreichend Flüssigkeit zu sich zu nehmen. In den Fastenperioden kann Ihr Körper Schadstoffe, die sich zwischen den Zellen absetzen, verwerten und Schadstoffe ausscheiden. Der Abtransport aus dem Körper ist jedoch nur möglich, wenn Sie ausreichend Flüssigkeit getrunken haben. An Fastentagen müssen Sie besonders viel trinken, denn an normalen Tagen nehmen Sie durch die Nahrungsmittel ebenfalls Flüssigkeit auf, die Ihnen an Fastentagen entgeht. Den Ausgleich müssen Sie herstellen, damit Ihr Körper weiterhin optimal funktionieren kann und die komplexen Prozesse des Organismus reibungslos stattfinden können.

Essen Sie an den fünf Tagen normal, weder zu wenig noch zu viel. Wenn Sie zu große Mengen essen, so schaden Sie einerseits Ihrer Verdauung. Darüber hinaus gleichen Sie das Kaloriendefizit der Fastentage wieder aus, sodass kein Gewichtsverlust verzeichnet werden kann. Essen Sie hingegen zu wenig, so verfällt Ihr Körper in einen Hungerstoffwechsel. Er fährt wichtige Prozesse herunter, sodass Sie sich schlapp und unausgeruht fühlen. Darüber hinaus verbrennen Sie mit einem Hungerstoffwechsel deutlich weniger Kalorien, sodass Sie auch mit den Fastentagen kaum ein Kaloriendefizit aufbauen können. Außerdem kann es zu Nährstoff- und Vitaminmangel kommen, wenn Sie nicht genug Lebensmittel zu sich nehmen.

Verteilen Sie die Fastentage möglichst gleichmäßig, damit Ihr Körper einen stetigen Rhythmus findet. Wenn an einem Tag, an welchem Sie normalerweise fasten würden, ein wichtiger Termin stattfindet, so können Sie selbstverständlich eine Ausnahme machen und den Fastentag verschieben. Doch normalerweise erzielen Sie bessere Ergebnisse, wenn Sie zwei Wochentage auswählen und diese feststecken.

Diese Tipps können dabei helfen, die 5:2 Methode einzuführen.

- **MealPrep:** Wenn Sie Ihre Mahlzeiten vorbereiten, dann bleibt Ihnen ausreichend Zeit, um Ihre Gerichte langsam und bewusst zu verzehren. Sie haben stets gesundes Essen dabei und müssen nicht auf ungesundes Fastfood ausweichen.
- **Gesunde Snacks:** Nehmen Sie stets gesunde Snacks mit, damit Sie sich nicht dazu verleitet fühlen, die Schokoriegel in den Automaten zu kaufen oder in die nächste Bäckerei zu gehen. Einige Nüsse oder frisches Obst lassen sich leicht transportieren und passen auch in kleine Handtaschen.
- **Kochen Sie Dinge, die Ihnen besonders gut schmecken:** Wenn Sie an zwei Tagen in der Woche nichts essen, dann können Sie die anderen fünf Tage sehr viel bewusster genießen. Achten Sie darauf, dass Sie sich auf die Mahlzeiten freuen, dann verbringen Sie gerne etwas Zeit mit der Planung und dem Einkauf der Zutaten.
- **Konzentrieren Sie sich auf die Mahlzeiten und essen Sie bewusst:** Im Alltag fällt es oft schwer, einen ruhigen Moment zu finden. Dann läuft nebenher der Fernseher, damit

man noch die Nachrichten mitbekommt, ehe man zur Arbeit aufbrechen muss. Oder aber man holt während der Arbeit einen Schokoriegel aus der Schublade, während man am Computer arbeitet. Sicherlich haben Sie erst einmal das Gefühl, solche Maßnahmen sparen Zeit, im Endeffekt können Sie sich aber auf keine Ihrer Aufgaben richtig konzentrieren. Die Folge ist, dass Ihr Gehirn Ihre Mahlzeiten und den Umfang der Gerichte nicht richtig wahrnimmt und Sie ständig das Gefühl haben, eigentlich noch nichts gegessen zu haben. Nehmen Sie sich deshalb lieber einige Minuten, um Ihre Nahrungsmittel bewusst zu verzehren, damit die Signale Ihres Magens tatsächlich in Ihrem Gehirn ankommen.

Verwenden Sie möglichst viele frische Zutaten: Auch wenn Sie insgesamt bereits durch die Fastenperiode Kalorien einsparen, können Sie den Prozess der Gewichtsabnahme noch beschleunigen, wenn Sie viele frische Nahrungsmittel verwenden. Fertig abgepackte Lebensmittel enthalten häufig Konservierungsstoffe, während die wichtigen Vitamine verloren gehen. Sie sind deshalb aus ernährungswissenschaftlicher Sicht nicht mehr so wertvoll wie frische Nahrungsmittel. Versuchen Sie stattdessen, nahrhafte Zutaten zu verwenden, die alle notwendigen Minerale und Vitamine enthalten.

- **Meiden Sie einfache Kohlenhydrate:** Vitamine, gesunde Fette und Eiweiße sind für eine ausgewogene Ernährung besonders wichtig. Darüber hinaus können Sie komplexe Kohlenhydrate zu sich nehmen, wie sie beispielsweise in Vollkornbrot, Vollkornnudeln und Wildreis vorkommen. Einfache Kohlenhydrate werden im Körper sehr schnell gespalten und gelangen dann in den Blutkreislauf, in welchem sie den Blutzucker rasant ansteigen lassen. Die starken Schwankungen des Blutzuckers haben negative Auswirkungen, denn sie können die Entwicklung von Diabetes unterstützen und hemmen den Fettabbau.

Fazit:

Die Personen, die sich für die 5:2 Methode entscheiden, entwickeln ein ganz neues Verhältnis für das Essen. Sie sparen Zeit an Tagen, an denen Sie keine Mahlzeiten vorbereiten müssen und freuen sich umso mehr auf die Tage, an denen sie normal essen können. Die Methode lässt sich theoretisch leicht durchführen und verspricht einen bedeutenden Gewichtsverlust und eine allgemeine Verbesserung des Gesundheitszustands.

Für viele Personen, die nicht allein sondern in einer Familie leben, ist es jedoch nicht immer so leicht durchzuhalten, zwei Tage in der Woche gar nichts zu essen und den anderen Familienmitgliedern beim genüsslichen Verzehren Ihrer Mahlzeiten zusehen zu müssen. Wenn der Betroffene regelmäßig Sport treibt und insgesamt großer Belastung im Alltag ausgesetzt ist, so kann es passieren, dass er sich an den Fastentagen schlapp und energielos fühlt und das Durchhalten der Fastenperiode schwierig erscheint.

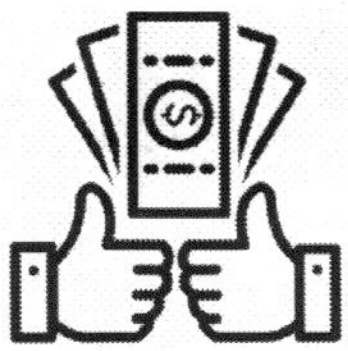

So funktioniert die Methode:

Bei dieser Methode besteht ein Intervall aus 16 plus 8 Stunden. Dies ergibt 24 Stunden und somit einen ganzen Tag. Es wird, anders als bei der 5:2 Methode somit in Stunden und nicht in Tagen gerechnet. Innerhalb des Intervalls von 24 Stunden fasten Sie 16 Stunden und essen acht. Selbstverständlich verbringen Sie nicht die gesamten acht Stunden damit, ein Gericht nach der anderen in sich hineinzuschaufeln. Doch insgesamt befinden sich alle Mahlzeiten, die Sie an einem Tag zu sich nehmen, in einem Zeitfenster von acht Stunden.

Dies bedeutet, dass Sie morgens nicht so früh frühstücken, sondern nach dem Aufstehen noch ein paar Stunden warten, ehe Sie sich ihr Frühstück zubereiten. Direkt nach dem Aufstehen können Sie jedoch bereits einen Kaffee (ohne Milch und Zucker) trinken, auch ein großes Glas Wasser oder ein frisch gebrühter Tee bieten sich an. Sie geben Ihrem Körper Zeit, morgens erst einmal richtig aufzuwachen und den Tag zu beginnen, ehe Sie ihn mit neuen Energiequellen füttern.

Das Abendessen verlegen Sie recht weit vor, sodass Sie es bereits am späten Nachmittag einnehmen. Ihr genaues Zeitfenster können Sie nach Ihren eigenen Vorlieben und den Gegebenheiten Ihres Tagesablaufs bestimmen. Einige bevorzugen es, das Frühstück bereits um neun Uhr morgens einzunehmen, sodass sie die letzte Mahlzeit des Tages um 17 Uhr zu sich nehmen. Andere arbeiten jedoch bis in den Abend hinein und ziehen es deshalb vor, ihr Abendessen in Ruhe zu Hause zu essen, auch wenn dies erst um 20 Uhr ist. Dafür frühstücken sie erst um 12 Uhr, sodass das Zeitfenster von acht Stunden nicht überschritten wird.

Wenn Sie Ihrem Körper am Morgen nicht sofort neue Energie zur Verfügung stellen, dann beginnt er, die Fettreserven zu verbrauchen. Ebenso verhält es sich abends. Nehmen Sie Ihr Abendessen bereits recht früh ein, so konzentriert sich Ihr Körper in der Nacht auf die Verbrennung von Fett und auf die zahlreichen komplexen Prozesse, die sich im menschlichen Organismus abspielen, wenn Sie sich entspannen.

Das müssen Sie beachten:

Entscheiden Sie sich für passende Uhrzeiten: Wenn Sie am Morgen bereits sehr früh aufstehen müssen, dann fällt es Ihnen womöglich schwer, bis um 12 Uhr mit dem Frühstücken zu warten. Das muss auch gar nicht sein, denn Sie können Ihr Frühstück bereits um 8 Uhr einnehmen. Bedenken Sie dann jedoch, dass Sie Ihr Abendessen auf maximal 16 Uhr legen müssen, um das Zeitfenster von acht Stunden nicht zu überschreiten.

Üben Sie sich in Regelmäßigkeit und Disziplin: Vielen Menschen fällt es zwar nicht schwer, 16 Stunden zu fasten, Sie schaffen es jedoch nicht, einen festen Rhythmus in ihren Alltag zu bringen. Selbstverständlich haben Sie mit der 16:8 Methode ein hohes Maß an Flexibilität, denn Sie können sich das Zeitfenster so legen, wie es am besten in Ihren Tag passt. Versuchen Sie jedoch, dass die Uhrzeiten möglichst gleich bleiben. Wenn Sie an einem Tag zwischen 8 Uhr und 16 Uhr essen und am nächsten zwischen 12 Uhr und 20 Uhr, so kann Ihr Körper keinen Rhythmus finden. Regelmäßigkeit zahlt sich aus, denn Menschen sind Gewohnheitstiere und je besser Ihr Körper Ihre Handlungen vorhersehen kann reagiert er auf Ihre Entscheidungen. Am Anfang kann die Fastenperiode von 16 Stunden lang erscheinen, doch wenn Sie diszipliniert durch die ersten Wochen schreiten, so wird es anschließend zu einem Kinderspiel, die Zeitfenster einzuhalten.

Bei der 16:8 Methode werden grundsätzlich keine Nahrungsmittel verboten und auch die Mengen werden nicht vorgeschrieben. Dennoch ist es ratsam, dass Sie sich auf die Hauptmahlzeiten konzentrieren und möglichst wenige Zwischenmahlzeiten einschieben. Gegen ein paar Nüsse oder eine frische Frucht ist selbstverständlich nichts einzuwenden, doch Sie sollten vermeiden, zu Keksen und anderen Süßigkeiten zu greifen, da diese den Blutzuckerspiegel rasant ansteigen lassen und dabei die Fettverbrennung hemmen.

Wenn Sie gerne Kaffee trinken, so können Sie dies selbstverständlich weiterhin tun, jedoch nicht nach 14 Uhr, auch Wein und andere alkoholische Getränke können Sie in kleinen Mengen genießen, wenn Sie dies recht früh am Nachmittag tun.

Diese Tipps können Ihnen dabei helfen, die 16:2 Methode einzuführen:

- Wenn Sie morgens nach dem Aufstehen bereits eine kleine Sporteinheit von etwa acht Minuten einbauen, dann kurbeln

Sie Ihren Kreislauf und Ihren Stoffwechsel optimal an. Auf diese Weise verbrennen Sie über den Tag hinweg noch mehr Kalorien und können schneller einen Gewichtsverlust erkennen.

- Täglich sollten Sie mindestens zwei Liter Wasser trinken. Ziel ist, dass Sie Ihrem Körper dabei helfen, sich in den Fastenperioden von Gift- und Abfallstoffen zu befreien. Das schaffen Sie am besten, wenn Sie viel trinken. Es kann durchaus sein, dass es Ihnen schwerfällt, reines Wasser zu trinken, dann probieren Sie es einmal mit frischen Kräutertees. Sie können Ihrem Wasser auch einen dezenten, frischen Geschmack hinzufügen, indem Sie frische Früchte in das Wasser geben.
- Bereiten Sie Ihre Mahlzeiten bewusst zu: Sie werden zwar immer noch drei Hauptmahlzeiten am Tag haben, doch Ihre Zwischenmahlzeiten fallen weg. Dadurch bleibt Ihnen mehr Zeit, sich bewusst mit den wichtigen Mahlzeiten des Tages zu befassen, diese zu planen und einzukaufen. Damit Ihnen dies in der Anfangszeit noch einfacher fällt, geben wir Ihnen in diesem Buch einen vierwöchigen Ernährungsplan an die Hand, an welchem Sie sich bei der Planung Ihrer Mahlzeiten und Einkäufe orientieren können.

Setzen Sie auf frische Zutaten: Verwenden Sie keine fertig abgepackten und verarbeiteten Zutaten, sondern greifen Sie stattdessen zu frischem Obst, Gemüse und Fleisch. In Fertigprodukten befinden sich häufig Konservierungsstoffe und Geschmacksverstärker. Wichtige Vitamine und Minerale gehen bei der Herstellung der Produkte jedoch verloren, sodass Sie nur noch leere Hüllen verzehren, die für Ihren Organismus beinahe wertlos sind. Frische Früchte, Gemüsesorten der Saison und Fleisch- bzw. Fischprodukte enthalten wichtige Fettsäuren, viele Vitamine und wertvolle Nährstoffe.

- Nehmen Sie ausreichend Eiweiße und gesunde Fettsäuren, sowie komplexe Kohlenhydrate zu sich. Wenn Sie sich mit Ihrer Ernährung beschäftigen, dann werden Sie erkennen, dass der Verzehr von Fetten nicht gleich auch eine Gewichtszunahme bedeutet. Es sind vor allem gesättigte Fettsäuren und einfache Kohlenhydrate, die in den Fettreserven des Körpers gespeichert werden. Achten Sie darauf, dass Sie mit Ihren Mahlzeiten bewusst die richtigen Nährstoffe und Vitamine zu sich nehmen. Diese spenden Ihnen Energie und versorgen Ihren Körper, sodass dieser alle wichtigen Prozesse durchführen kann, um Organe und Zellen in einem einwandfreien Zustand zu haben.

Fazit:

Die 5:2 Methode zeigt bereits deutliche Resultate im Bereich des Gewichtsverlustes und der allgemeinen Verbesserung des Gesundheitszustands. Bei der 16:8 Methode werden diese positiven Wirkungen bedeutend gesteigert. Es kann bereits nach kurzer Zeit eine deutliche Gewichtsabnahme verzeichnet werden. Ebenso verbessert sich das Hautbild der Personen, die Verdauung kommt in Schwung, Verstopfung und Bauchschmerzen treten deutlich seltener auf.

Menschen, die sich mit der 16:8 Methode ernähren, stellen eine deutliche Steigerung ihrer Produktivität und Kreativität fest. Sie fühlen sich losgelöst, energiegeladen und führen ihre Aufgaben effizienter aus.

Darüber hinaus schwärmen sie von der Flexibilität dieser Ernährungsmethode. Es handelt sich um eine wirkungsvolle Diät, die nach kurzer Zeit zu einer langfristigen Gewohnheit wird. Sie ist leicht durchzuführen und es sind keine Vorkenntnisse oder besonderes Kochkünste notwendig, um die 16:8 Methode im Alltag anwenden zu können. Der Einkauf kann normal getätigt werden und es wird gesund gekocht. Davon profitieren auch die anderen Familienmitglieder.

Weil bei der 16:8 Methode nur stundenweise gefastet wird, stellt sich kein Gefühl von Verzicht ein, was bei anderen Methoden des Intervallfastens durchaus der Fall sein kann.

Auch aus ernährungswissenschaftlicher Sicht sind lediglich Vorteile, jedoch keinerlei Nachteile dieser Ernährungsmethode bekannt. Die Fastenperiode ist so kurz, dass der Körper nicht in einen Hungerstoffwechsel verfällt. Die Fettverbrennung kann ungehindert stattfinden und wird durch die einzigartigen Gegebenheiten während des Intervallfastens sogar noch verstärkt.

Die 16:8 Methode ist aus medizinischer Sicht besser als die 5:2 Methode. Bei beiden Methoden gelangt der Körper in den Zustand der Ketase, in der eine besonders vielversprechende Gewichtsabnahme stattfinden kann. Was jedoch den großen Unterschied zwischen den beiden Methoden bringt, ist die

Umsetzungsfähigkeit im Alltag. Die 5:2 Methode setzt voraus, dass an zwei Tagen in der Woche nichts gegessen wird. Nicht nur für Mütter, die ihrer Familie das Essen zubereiten, ist dies schwer durchzusetzen. Wer gerne und häufig Sport treibt, der benötigt geeignete Energiequellen. Aus diesem Grund bietet es sich an, die 16:8 Methode in den Alltag zu integrieren. Sie ist flexibel und passt sich somit allen Lebensumständen an. Egal, ob ein langer Arbeitstag auf Sie wartet, die Kinder verrückt spielen oder ob Sie sich auf eine Runde joggen am Abend freuen. Sie nehmen über den Tag hinweg in regelmäßigen Abständen die optimale Menge an Nährstoffen zu sich, um Ihren Körper zu versorgen. Während der Fastenperioden verbrennen Sie Fettreserven und kommen Ihrem Traumgewicht in großen Schritten näher.

10 ultimative Tipps, mit denen Sie den Stoffwechsel anregen und die Fettverbrennung des Bauchspecks mit Intervallfasten ankurbeln

Wenn Sie 16 Stunden täglich fasten, dann wird Ihr Bauchspeck ganz automatisch angegriffen. Es gibt jedoch Möglichkeiten, diesen Prozess noch zu beschleunigen und zu verstärken. Mit den 10 Tipps, die Sie in diesem Kapitel finden, können Sie Ihre Alltagsgewohnheiten optimieren und Ihre Fettverbrennung damit zusätzlich ankurbeln.

1. Zitronenwasser am Morgen: Bevor Sie frühstücken können Sie bereits ein volles Glas lauwarmes Wasser mit Zitrone trinken. Der Zitronensaft ist ein Booster für Ihren Stoffwechsel und das lauwarme Wasser kurbelt Ihre Verdauung an.
2. Kaffee am Morgen: Achten Sie darauf, den Kaffee ohne Milch und Zucker zu trinken, damit Sie die positive Wirkung nicht aufheben. Der Kaffee beschleunigt Ihren Stoffwechsel und hilft Ihnen dabei, einen besseren Start in den Tag genießen zu können.
3. Trinken Sie täglich mindestens zwei Liter Wasser: Sie müssen ausreichend Flüssigkeit zu sich nehmen, damit Ihr Körper alle Schad- und Abfallstoffe abtransportieren und ausschwemmen kann. Wenn Sie Ihren Körper mit genug Wasser versorgen, so können Sie Wassereinlagerungen vermeiden, die Sie aufgeschwemmt aussehen lassen.

4. Verwenden Sie scharfe Zutaten beim Kochen: Chilischoten und Pfeffer kurbeln den Stoffwechsel zusätzlich an und fördern somit die Verbrennung des unerwünschten Bauchspecks.
5. Bauen Sie Frühsport in Ihren Alltag ein: Sie müssen sich nicht bereits um 6 Uhr morgens ins Fitnessstudio schleppen, doch einige Sportübungen am Morgen helfen Ihrem Körper dabei, richtig aufzuwachen und den Kreislauf, sowie den Stoffwechsel hochzufahren.
6. Duschen Sie heiß und kalt: Durch die Temperaturunterschiede kommt Ihr Körper so richtig in Schwung und Sie werden feststellen, dass Sie sich im Anschluss an die Dusche angenehm durchmassiert fühlen und Ihre Haut kribbelt, weil Sie Ihren Blutkreislauf ebenfalls angeregt haben.
7. Kombinieren Sie unterschiedliche Sportarten: Regelmäßiger Sport ist sehr wichtig, wenn Sie Ihre Gesundheit fördern und Ihren Stoffwechsel anregen möchten. Versuchen Sie, Kraftsport und Ausdauersport zu kombinieren. Auf diese Weise trainieren Sie verschiedene Muskeln im Körper und unterstützen Ihren Stoffwechsel, der wiederum für die Fettverbrennung zuständig ist.
8. Halten Sie Ihren Blutzucker konstant: Wenn Ihr Blutzucker starke Schwankungen erfährt, dann kann dies nicht nur zu Diabetes führen, Sie fühlen sich auch energie- und kraftlos und verlieren kaum Gewicht. Verzichten Sie auf gezuckerte Gerichte und Lebensmittel mit einfachen Kohlenhydraten, damit Ihr Blutzuckerspiegel möglichst konstant bleibt.

9. Verwenden Sie frische Zutaten zum Kochen: Setzen Sie sich mit den Lebensmitteln und ihren Eigenschaften auseinander. Fertiggerichte sind reich an Zucker, Salz, gehärteten Fettsäuren und einfachen Kohlenhydraten. Sie bringen den Blutzuckerspiegel durcheinander und verschlechtern den allgemeinen Gesundheitszustand. Wenn Sie zu frischen Zutaten greifen, dann umgehen Sie die ungesunden Inhaltsstoffe der Fertigprodukte und nehmen stattdessen gesunde Nährstoffe, Minerale und Vitamine zu sich.
10. Bereiten Sie am Abend leicht verdauliche Speisen zu: Auf diese Weise ist Ihr Körper nicht allzu lange mit der Verdauung beschäftigt und Sie finden nachts in einen erholsamen Schlaf. Gute Schlafgewohnheiten haben große Auswirkungen auf den Stoffwechsel und somit auch auf die Fettverbrennung, speziell im Bauchbereich.

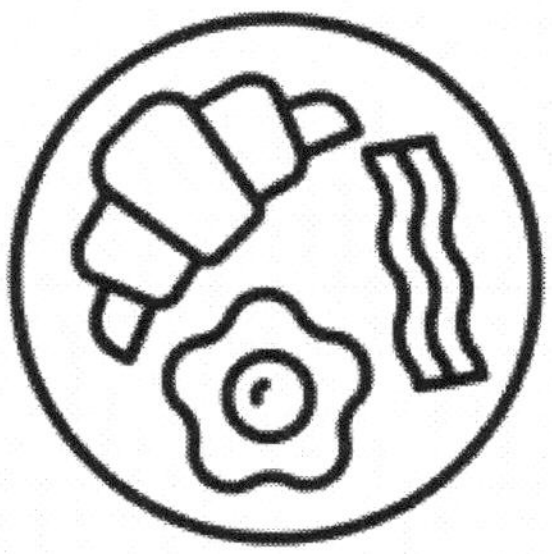

GESUNDES MORGENMÜSLI MIT JOGHURT

Portionen: 2 | Zubereitungszeit: 12 Min

Zutaten:

- 4 EL Naturjoghurt
- 100 b Dinkelflocken
- 2 TL Honig
- 1 TL Sesam
- 1 EL Rosinen
- 1 Apfel

Zubereitung:

1.	Flocken und Sesam in einer kleinen, beschichteten Pfanne einige Minuten rösten und dabei regelmäßig wenden.
2.	Das Kerngehäuse des Apfels entfernen und diesen bis auf einige dünne Spalten in Würfelchen schneiden.
3.	Anschließend gemeinsam mit den Rosinen in die Pfanne zu den Flocken geben und gemeinsam mit einem EL Wasser dünsten.
4.	Den Joghurt in zwei Schalen füllen und die Flocken darauf verteilen.
5.	Mit etwas Honig beträufeln und mit den Apfelspalten garnieren.

Guten Appetit!

Nährwertangaben pro Portion:

5 g Fett | 50 g Kohlenhydrate | 6 g Eiweiß | 280 kcal

VOLLKORNBROT MIT RÜHREI

Portionen: 2 | Zubereitungszeit: 15 Min

Zutaten:

- 2 Frühlingszwiebeln
- 2 Eier
- 1 TL Öl
- 1 Stiel Dill
- 1 Stiel Petersilie
- 2 Tomaten
- Pfeffer und Salz

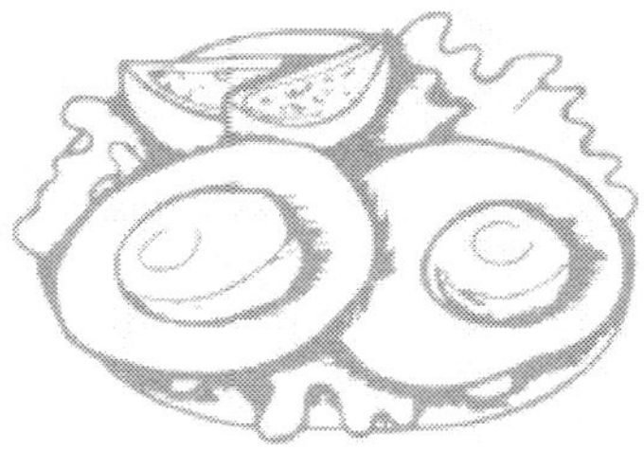

Zubereitung:

1.	In einer kleinen Schale die Eier mit etwas Pfeffer und Salz verquirlen. Die Kräuter hacken und unterrühren, mit der Frühlingszwiebel ebenso verfahren.
2.	Die Tomaten waschen, in kleine Würfel schneiden und in einer beschichteten Pfanne in etwas Öl dünsten. Die Eier hinzugeben und gleichmäßig verrühren, bis sie gar sind.
3.	Die Brotscheiben auf zwei Teller legen und das Rührei darauf verteilen. Mit etwas gehackten Kräutern garnieren und heiß servieren.

Guten Appetit!

Nährwertangaben pro Portion:

8 g Fett | 21 g Kohlenhydrate | 13 g Eiweiß | 195 kcal

VOLLKORNBROT MIT BANANE UND QUARK

Portionen: 2 | Zubereitungszeit: 5 Min

Zutaten:

- 1 kleine Banane
- 2 EL Magerquark
- 1 Scheiben Vollkornbrot
- 1 TL Chiasamen
- 1 TL Honig

Zubereitung:

1.	½ TL Chiasamen mit dem Quark verrühren und gleichmäßig auf die beiden Scheiben Vollkornbrot streichen.
2.	Die Banane in feine Scheiben schneiden und auf den Quark legen. Anschließend mit Chiasamen bestreuen und mit Honig beträufeln.

Guten Appetit!

Nährwertangaben pro Portion:

2 g Fett | 25 g Kohlenhydrate | 9 g Eiweiß | 155 kcal

Portionen: 2 | Zubereitungszeit: 5 Min

Zutaten:

- 2 Roggenbrötchen
- 2 Salatblätter
- 1 EL Magerquark
- 4 Radieschen
- 2 Scheiben Käse nach Wahl

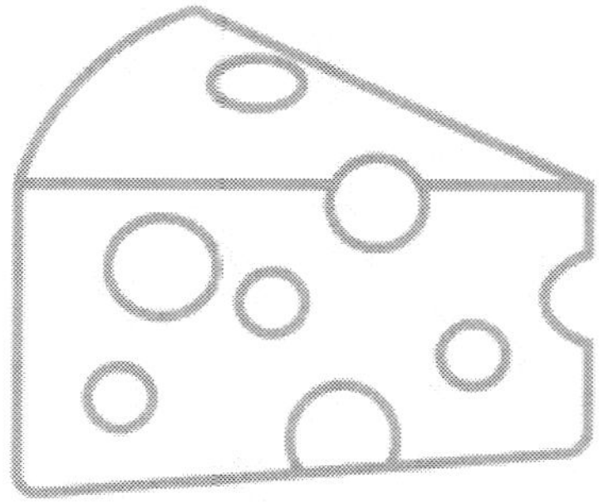

Zubereitung:

1.	Die Brötchen halbieren und die jeweiligen Unterseiten dünn mit Quark bestreichen.
2.	Die Radieschen waschen, in hauchdünne Scheiben schneiden und den Salat, sowie den Käse auf die Unterseite des Brötchens legen.
3.	Die Radieschen darauf legen und bei Bedarf mit frischen Kräutern bestreuen.

Guten Appetit!

Nährwertangaben pro Portion:

7 g Fett | 40 g Kohlenhydrate | 17 g Eiweiß | 310 kcal

Portionen: 2 | Zubereitungszeit: 17 Min

Zutaten:

- 2 Eier
- 2 EL Parmesan, gerieben
- Salz und Pfeffer
- 2 Scheiben Vollkornbrot

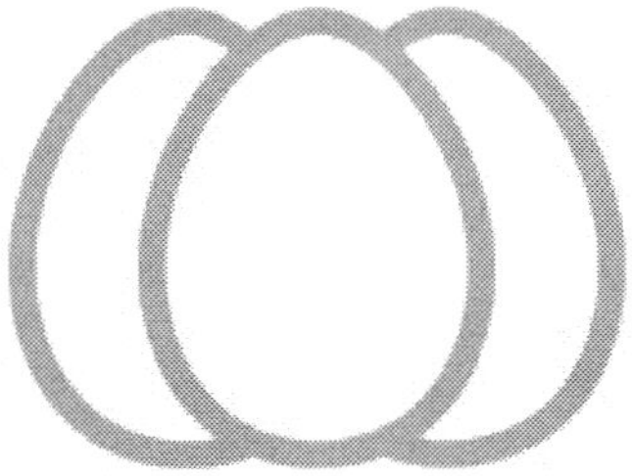

Zubereitung:

1.	Ein Backblech mit Backpapier belegen und den Ofen auf 180 Grad Celsius vorheizen.
2.	Die Eier trennen und das Eiweiß in einer Schüssel steif schlagen. Zwei Häufchen auf dem Backblech machen, jeweils eine Mulde in den Haufen machen und den Eischnee einige Minuten im Ofen backen.
3.	Das Eigelb jeweils in die Mulden geben, mit etwas Pfeffer und Salz würzen und einige weitere Minuten im Ofen backen.
4.	Den Käse über die Eier reiben und diese vorsichtig auf zwei Brotscheiben legen.

Guten Appetit!

Nährwertangaben pro Portion:

9 g Fett | 24 g Kohlenhydrate | 10 g Eiweiß | 185 kcal

QUARK MIT BEEREN

Portionen: 2 | Zubereitungszeit: 15 Min

Zutaten:

- 1 Scheibe Knäckebrot
- 1 EL Mandelplättchen
- 4 EL gemischte Beeren
- 10 EL Mineralwasser
- 1 Zitrone
- 1 EL Honig
- 250 g Magerquark

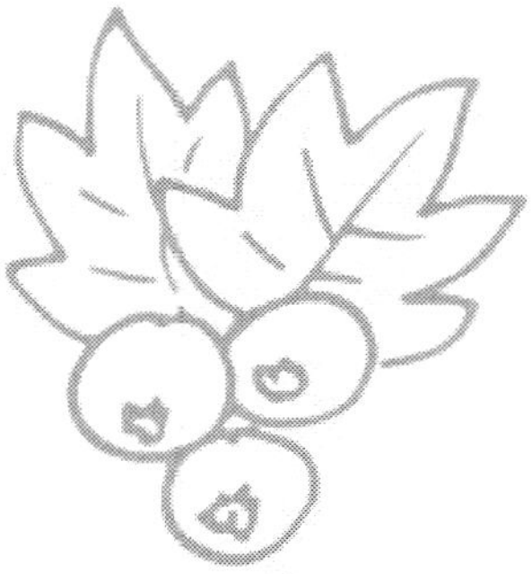

Zubereitung:

1.	Die Mandeln in eine kleine Pfanne geben und einige Minuten rösten, dabei gleichmäßig wenden.
2.	Die Beeren waschen und mit einigen Tropfen Zitronensaft beträufeln.
3.	Das Mineralwasser mit etwas geriebener Zitronenschale, Honig und Quark verrühren.
4.	Das Knäckebrot in kleine Stücke brechen und in zwei Schalen gemeinsam mit dem Quark und den Beeren anrichten.
5.	Abschließend mit den gerösteten Mandelblättchen bestreuen.

Guten Appetit!

Nährwertangaben pro Portion:

4 g Fett | 25 g Kohlenhydrate | 20 g Eiweiß | 235 kcal

HERZHAFTES FRÜHSTÜCK MIT EIERN UND CHORIZO

Portionen: 2 | Zubereitungszeit: 22 Min

Zutaten:

- 1 kleine Zwiebel
- 1 EL Öl
- 10 Cherrytomaten
- 1 Zweig Thymian
- 1 Zweig Basilikum
- 250 g Chorizo
- 2 Eier
- Pfeffer und Salz

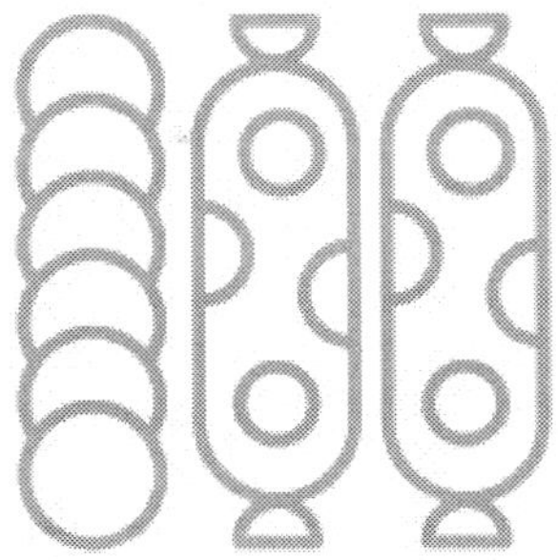

Zubereitung:

1.	Die Zwiebel schälen und in feine Scheiben schneiden. Die Tomaten waschen und die Wurst in Scheiben schneiden.
2.	Alle drei Zutaten mit etwas Öl in eine kleine, beschichtete Pfanne geben und mehrere Minuten dünsten.
3.	Die Eier in einer Schale verquirlen und mit etwas Pfeffer und Salz würzen. Dann in die Pfanne gießen und unter Wenden garen lassen.
4.	Die Kräuter waschen, schütteln und hacken.
5.	Das Ei aus der Pfanne nehmen und auf zwei Teller verteilen. Mit den gehackten Kräutern bestreuen und heiß servieren.

Guten Appetit!

Nährwertangaben pro Portion:

4 g Fett | 5 g Kohlenhydrate | 16 g Eiweiß | 300 kcal

LEICHTE SUPPE MIT RINDFLEISCH

Portionen: 2 | Zubereitungszeit: 2 Stunden 45 Min

Zutaten:

- ½ Bund Suppengrün
- 1 Knoblauchzehe
- 1 Lorbeerblatt
- 2 festkochende Kartoffeln
- 400 g Tafelspitz
- 1 kleine Zwiebel
- 3 Zweige Kräuter
- 1 TL Worcestershiresoße
- 2 L Wasser
- Salz und Pfeffer

Zubereitung:

1.	Die Zwiebel schälen, in feine Scheiben schneiden und gemeinsam mit der Knoblauchzehe in einem Topf anbraten. Das Fleisch hinzugeben und mit dem Wasser ablöschen.
2.	Das Lorbeerblatt in den Topf legen und 2 Stunden köcheln lassen.
3.	Die Kartoffeln schälen und in Würfel schneiden, mit dem Suppengrün ebenso verfahren.
4.	Suppengrün und Kartoffeln in die Suppe füllen und gemeinsam mit dem Fleisch köcheln lassen.
5.	Das Fleisch aus der Suppe nehmen und in Streifen schneiden. Dann wieder in die Suppe geben, mit Salz, Pfeffer und Worcestershiresoße würzen und in zwei Suppenteller füllen.
6.	Die Kräuter waschen, hacken und über die Suppe streuen.

Guten Appetit!

Nährwertangaben pro Portion:

12 g Fett | 22 g Kohlenhydrate | 30 g Eiweiß | 325 kcal

ASIATISCHER EINTOPF MIT GARNELEN

Portionen: 2 | Zubereitungszeit: 45 Min

Zutaten:

- 150 ml Kokosmilch
- 2 kleine Möhren
- 200 g Brokkoli
- ½ gelbe Paprika
- 20 g Mie-Nudeln
- 1 TL Ingwer
- 1 kleine Zwiebel
- 1 TL Gewürzpaste Laksa
- 170 g Garnelen
- 1 Limette
- 4 Zweige Koriander
- 1 TL Öl
- Salz

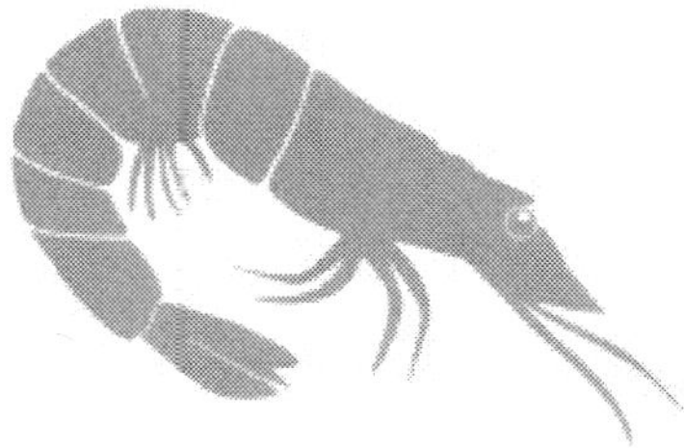

Zubereitung:

1.	Den Ingwer schälen und reiben, die Paprika in Streifen schneiden und den Brokkoli waschen und in Röschen teilen. Die Zwiebel schälen und anschließend in Scheiben schneiden.
2.	Das Öl in einem mittelgroßen Wok erhitzen und das Gemüse darin gemeinsam einige Minuten lang dünsten.
3.	Anschließend die Laksa-Paste unterrühren und mit Kokosmilch, sowie 220 ml Wasser ablöschen und einige Minuten köcheln lassen.
4.	Die Garnelen waschen und in den Wok geben. Einige Minuten garen und mit Limettensaft und Salz würzen.
5.	Den Koriander waschen und hacken, den Eintopf in zwei Schalen füllen und mit frischen Korianderblättern bestreuen.

Guten Appetit!

Nährwertangaben pro Portion:

22 g Fett | 20 g Kohlenhydrate | 21 g Eiweiß | 360 kcal

SELLERIECREME MIT LACHS

Portionen: 2 | Zubereitungszeit: 40 Min

Zutaten:

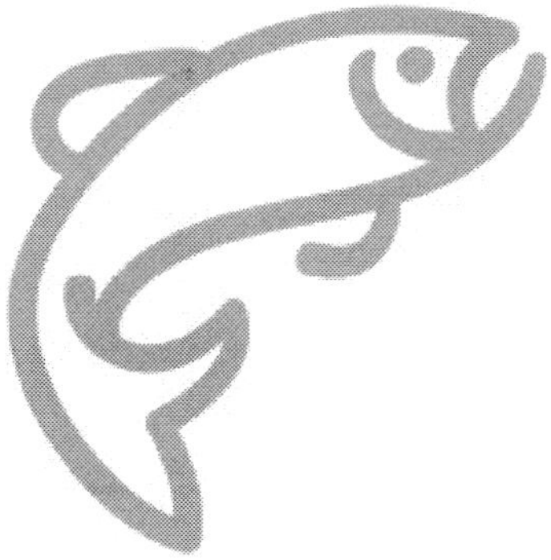

- 1 Knolle Sellerie
- 140 g Lachs
- 1 kleine Kartoffeln
- 1 EL Schnittlauch, gehackt
- 2 TL Meerrettich
- 1 kleine Zwiebel
- 1 Prise Zucker
- 100 ml Milch
- 1 Knoblauchzehe
- 1 TL Butter
- 2 EL Zitronensaft
- Salz und Pfeffer

Zubereitung:

1.	Die Kartoffeln und anschließend den Sellerie schälen und in Würfel schneiden. Anschließend in einem Topf in Butter dünsten. Die Zwiebel und danach den Knoblauch schälen und ebenfalls würfeln, dann in den Topf zu dem Sellerie geben und einige weitere Minuten dünsten.
2.	Mit Milch und ½ L Wasser ablöschen und 20 Minuten köcheln lassen.
3.	In der Zwischenzeit den Lachs waschen, in mundgerechte Würfel schneiden und mit Zitronensaft, Pfeffer und Salz würzen.
4.	Den Topf von der Herdplatte nehmen und mit einem Pürierstab mixen, bis sich eine homogene Creme bildet. Mit Pfeffer, Meerrettich, Salz und etwas Zitronensaft abschmecken, dann den Lachs in die Creme geben und einige Minuten durchziehen lassen.
5.	Die Creme in zwei Schalen geben und mit Schnittlauch bestreuen.

Guten Appetit!

Nährwertangaben pro Portion:

15 g Fett | 25 g Kohlenhydrate | 20 g Eiweiß | 340 kcal

TOMATENSUPPE MIT PAPRIKA

Portionen: 2 | Zubereitungszeit: 50 Min

Zutaten:

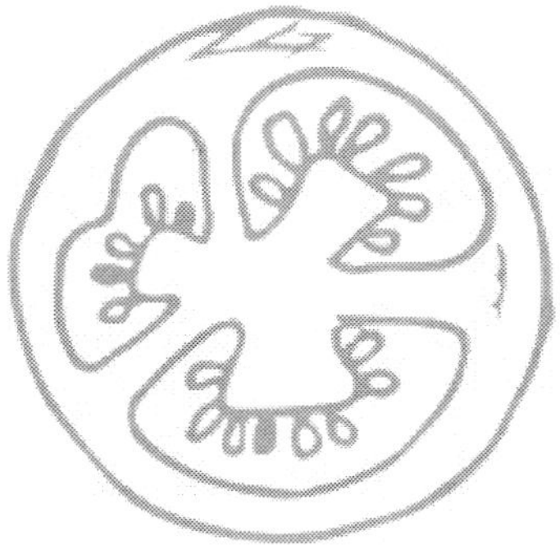

- 1 Dose Würfeltomaten
- 1 Knoblauchzehe
- 1 EL Zucker
- 2 Zweige Basilikum
- 2 rote Paprika
- 2 Zweige Thymian
- 2 EL Olivenöl
- 110 g Bulgur
- 1 PriseChiliflocken
- 1 Frühlingszwiebeln
- Salz und Pfeffer

Zubereitung:

1.	Die Paprika vorsichtig schälen, die Knoblauchzehe schälen und in kleine Würfel schneiden. Die Frühlingszwiebel waschen und anschließend gleichmäßig in Ringe schneiden.
2.	Die Paprika in Würfel schneiden und einen kleinen Teil davon in einer Schale beiseite stellen.
3.	Das Öl in einem tiefen Topf erhitzen und den Knoblauch, sowie die Paprika darin dünsten. Anschließend die Tomaten hinzugeben und mit ½ Liter Wasser ablöschen.
4.	Mit Salz, Zucker und Pfeffer würzen und 25 Minuten köcheln lassen.
5.	Den Bulgur nach Packungsanleitung zubereiten und ziehen lassen.
6.	Die Suppe von der Herdplatte nehmen und mit einem Pürierstab pürieren, bis eine homogene Suppe entstanden ist.
7.	Die beiseitegestellten Paprikawürfel in die Suppe geben und einige Minuten ziehen lassen. Mit Chiliflocken würzen und in zwei Schalen verteilen.
8.	Mit gehackter Frühlingszwiebel und frischen Kräutern bestreuen.

Guten Appetit!

Nährwertangaben pro Portion:

10 g Fett | 50 g Kohlenhydrate | 7 g Eiweiß | 350 kcal

ASIATISCHE SUPPE MIT ZITRONENGRAS UND PILZEN

Portionen: 2 | Zubereitungszeit: 45 Min

Zutaten:

- 250 g Hähnchenbrust
- ½ grüne Chilischote
- ½ rote Chilischote
- 300 ml Gemüsebrühe
- 1 Stiel Zitronengras
- 1 EL Fischsoße
- 200 ml Kokosmilch
- 70 g Bambussprossen
- 100 g Shiitake Pilze
- 1 EL Fischsoße
- 2 Zweige Koriander
- 1 EL Limettensaft
- 1 kleine Aubergine
- Salz

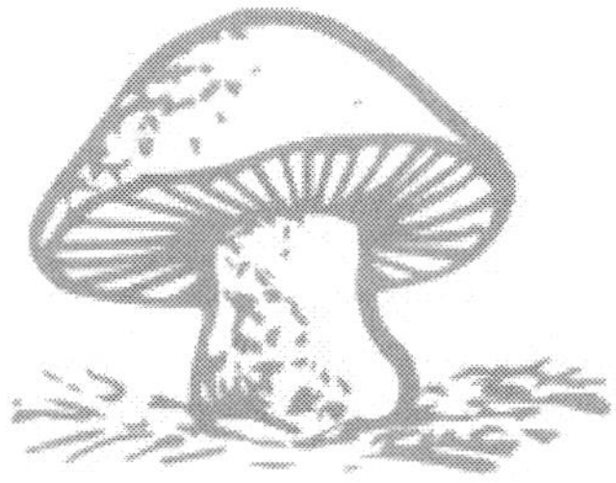

Zubereitung:

1.	Die Gemüsebrühe gemeinsam mit 200 ml Wasser zum Kochen bringen und das Fleisch vorsichtig hineinlegen. Etwa 10 Minuten garen lassen, anschließend das Fleisch hinausnehmen und in Würfel schneiden.
2.	Das Zitronengras plattklopfen und in Stücke schneiden. Die Aubergine in kleine Würfel schneiden.
3.	Die Chilischoten säubern und halbieren, dann in Ringe schneiden. Zitronengras, Chili, Kokosmilch, Fischsoße und die Hälfte des Korianders in der Brühe aufkochen.
4.	In der Zwischenzeit die Pilze säubern und in Stücke schneiden. Anschließend gemeinsam mit den Bambussprossen in die Suppe geben und einige Minuten garen.
5.	Die Fleischwürfel in die Suppe legen und die Suppe mit Limettensaft und etwas Salz abschmecken.
6.	In zwei Schalen füllen und mit frisch gehacktem Koriander garnieren.

Guten Appetit!

Nährwertangaben pro Portion:

10 g Fett | 50 g Kohlenhydrate | 7 g Eiweiß | 350 kcal

BUNTE GEMÜSESUPPE

Portionen: 2 | Zubereitungszeit: 35 Min

Zutaten:

- 1 Ei
- 1 kleine Zwiebel
- 230 g Mett
- 3 EL Öl
- 1 TL Senf
- 1 Tasse Brokkoli Röschen
- 1 Lorbeerblatt
- 1 Prise Muskatnuss, gerieben
- 100 g Erbsen
- 2 EL Semmelbrösel
- 500 ml Brühe nach Wahl
- 1 Möhre
- 1 große Kartoffel
- Salz und Pfeffer

Zubereitung:

1.	Die Semmelbrösel mit dem Ei, dem Mett, Salz und Pfeffer würzen und zu einer Masse verkneten. Anschließend kleine Bällchen formen (es kann auch frische Bratwurst verwendet werden).
2.	Die Kartoffel und die Möhre schälen und danach würfeln. Etwas Öl in einer mittleren, beschichteten Pfanne erhitzen und die Fleischbällchen darin einige Minuten von allen Seiten braten.
3.	Die Zwiebel schälen und in feine Würfel schneiden, dann in einem Topf in dem restlichen Öl dünsten und mit der Brühe ablöschen.
4.	Das Lorbeerblatt in die Brühe legen und das Gemüse hinzugeben. Aufkochen lassen und anschließend etwa 10 Minuten köcheln lassen.
5.	Die Fleischbällchen und die Erbsen in die Suppe geben und mehrere Minuten ziehen lassen. Mit Muskatnuss, Pfeffer und Salz würzen und in zwei Schalen verteilen.

Guten Appetit!

Nährwertangaben pro Portion:

52 g Fett | 25 g Kohlenhydrate | 35 g Eiweiß | 690 kcal

Portionen: 2 | Zubereitungszeit: 45 Min

Zutaten:

- 750 g Tomaten /Cherry- und Strauchtomaten)
- 1 Knoblauchzehe
- 150 g Baguette
- 350 g Kabeljaufilet
- 1 kleine Zwiebel
- 6 El Olivenöl
- 4 Zweige Basilikum
- 2 EL Balsamico Essig
- Pfeffer und Salz

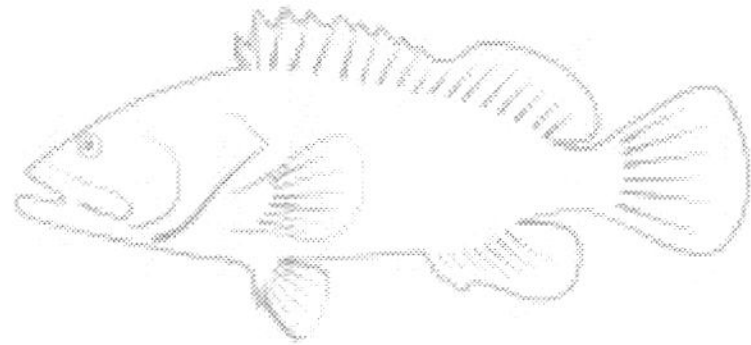

Zubereitung:

1.	Das Brot in Würfel schneiden und auf ein mit Backpapier ausgelegtes Backblech legen. Mit Olivenöl beträufeln und im Ofen bei 200 Grad Celsius 10 Minuten rösten.
2.	In der Zwischenzeit den Fisch säubern und trocken tupfen, salzen und in Würfel schneiden.
3.	Die Tomaten ebenfalls würfeln, die Hälfte des Basilikums hacken und Tomaten und Fisch mit Olivenöl begießen.
4.	Den Knoblauch schälen, in dünne Streifen hacken und mit dem Fisch, den Tomaten und dem Essig in eine Ofenform geben.
5.	Gründlich aber vorsichtig mischen, das Brot aus dem Ofen nehmen, unterheben und alles gemeinsam im Ofen etwa 15 Minuten backen.
6.	Auf zwei Teller füllen und mit frischem Basilikum garnieren.

Guten Appetit!

Nährwertangaben pro Portion:

40 g Fett | 52 g Kohlenhydrate | 46 g Eiweiß | 830 kcal

SALAT MIT GURKE UND GARNELEN

Portionen: 2 | Zubereitungszeit: 25 Min

Zutaten:

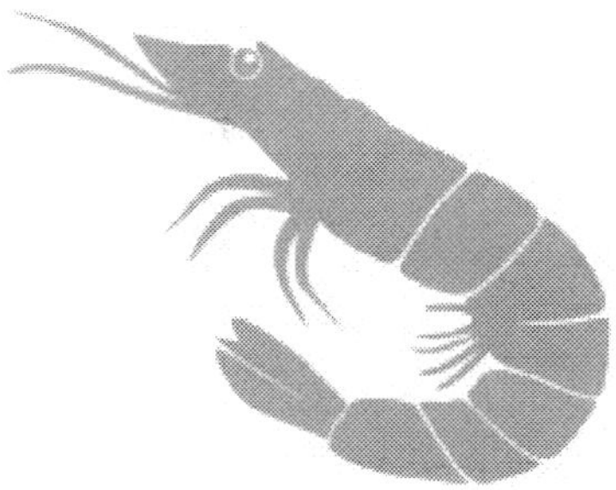

- 1 kleine Gurke
- 1 Stck. Ingwer
- 2 EL Limettensaft
- 2 EL Sojasoße
- 1 kleine Chilischote
- 100 g Zuckererbsen
- 250 g Garnelen
- 4 EL Öl
- ½ kleiner Endiviensalat
- 1 Frühlingszwiebel
- 1 TL Kokosblütenzucker
- Salz und Pfeffer

Zubereitung:

1.	1 EL Öl in einer beschichteten Pfanne erhitzen und die Garnelen darin beidseitig braten. Anschließend etwas Zucker und Limettensaft hinzugeben und einige Sekunden karamellisieren.
2.	Die Zuckererbsen in kochendem Wasser kochen, 3 Minuten reichen aus.
3.	Den Ingwer schälen und reiben oder in feine Würfel schneiden. Den Salat waschen und in kleine Stücke pflücken.
4.	Die Chilischote säubern, in dünne Ringe schneiden und in die Pfanne mit den Garnelen geben. Gut umrühren.
5.	Die Gurke schälen, das Kerngehäuse mit einem Löffel entfernen und die halbierte Gurke in Scheiben schneiden.
6.	Ingwer, Limettensaft und Sojasoße zu einem Dressing verrühren.
7.	In einer großen Salatschüttel den Endiviensalat, gemeinsam mit den anderen Zutaten vermischen und mit dem Dressing begießen. Anschließend in zwei Schalen füllen.
8.	Die Frühlingszwiebel in feine Streifen schneiden und über den Salat streuen.

Guten Appetit!

Nährwertangaben pro Portion:

28 g Fett | 15 g Kohlenhydrate | 21 g Eiweiß | 410 kcal

MÖHRENSALAT

Portionen: 2 | Zubereitungszeit: 40 Min

Zutaten:

- 400 g gemischte Wurzeln (Radieschen, Rettich, gelbe Bete, Möhre)
- 4 Stangen Schnittlauch
- 1 EL Granatapfelsirup
- 1 Zweig Petersilie
- 1 EL Haselnüsse
- 1 TL Weißweinessig
- ½ Römersalat
- 20 g Blauschimmelkäse
- 1 Prise Zucker
- Salz und Pfeffer

Zubereitung:

1.	Die Wurzeln schälen und in dünne Scheiben schneiden, in eine Schale geben und mit Zucker bestreuen. Einige Minuten ziehen lassen.
2.	Die Haselnüsse grob hacken und in einer beschichteten Pfanne ohne Öl einige Sekunden rösten.
3.	Die Kräuter waschen, trocknen und fein hacken. Den Salat waschen und in mundgerechte Stücke pflücken.
4.	Das Öl gemeinsam mit dem Essig, Salz, Pfeffer und Sirup in einer kleinen Schale zu einem Dressing verrühren.
5.	Den Salat in einer Schüssel anrichten. Hierzu den Römersalat unten in die Schüssel legen, die Wurzeln aus der Schale nehmen, abtropfen lassen und auf den Salat geben. Das Dressing daraufgießen und gut unterheben.
6.	Zwei Schalen bereitstellen und den Salat hineingeben. Mit Haselnüssen und zerbröckeltem Käse garnieren.

Guten Appetit!

Nährwertangaben pro Portion:

25 g Fett | 15 g Kohlenhydrate | 11 g Eiweiß | 345 kcal

SALAT MIT ROTER BETE UND KICHERERBSEN

Portionen: 2 | Zubereitungszeit: 35 Min

Zutaten:

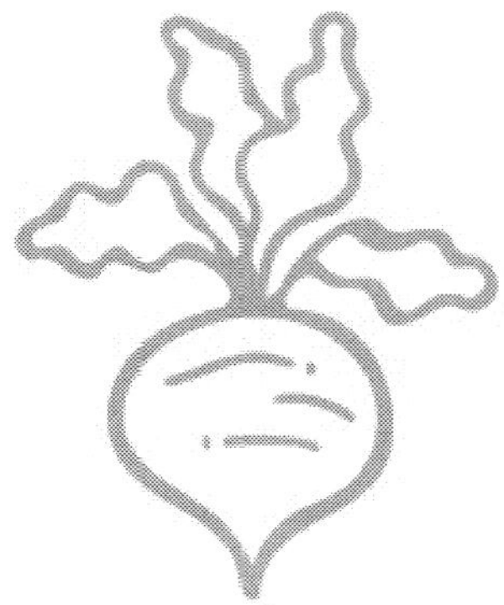

- 1 Rote Bete
- 1 Dose Kichererbsen
- 2 Möhren
- 1 TL Honig
- 1 kleine Zwiebel
- 3 Zweige Petersilie
- 1 Römersalat
- 2 EL Olivenöl
- 1 Knoblauchzehe
- Salz und Pfeffer

Zubereitung:

1.	Die Möhren und die Rote Bete schälen und in Würfel schneiden. Mit der Knoblauchzehe und der Zwiebel ebenso verfahren. Ein Backblech mit Bachpapier auslegen und das Gemüse darauf verteilen. Mit etwas Salz, Pfeffer bestreuen und mit 1 EL Olivenöl beträufeln.
2.	Den Ofen auf 200 Grad Celsius vorheizen und anschließend das Backblech mit Gemüse hineinschieben. Etwa 25 Minuten backen und dann aus dem Ofen nehmen und abkühlen lassen.
3.	Die Kichererbsen aus dem Glas nehmen und unter laufendem Wasser in einem Sieb waschen.
4.	Pfeffer, Öl, Honig, Salz und etwas Wasser zu einem Dressing verrühren. Die Petersilie waschen, trocknen und hacken.
5.	Den Salat waschen, in mundgerechte Stücke teilen und in eine Salatschüssel geben. Die Kichererbsen daraufgeben und das Ofengemüse ebenso.
6.	Das Dressing darübergießen und unterheben.
7.	In zwei Schalen füllen und mit Petersilie bestreuen.

Guten Appetit!

Nährwertangaben pro Portion:

12 g Fett | 51 g Kohlenhydrate | 13 g Eiweiß | 400 kcal

ITALIENISCHER KARTOFFELSALAT

Portionen: 2 | Zubereitungszeit: 1 Stunde

Zutaten:

- 2 Kartoffeln
- 3 TL Weißweinessig
- 150 ml Gemüsebrühe
- 1 EL Zucker
- 10 Cherrytomaten
- 2 EL Olivenöl
- 2 getrocknete Tomaten
- 4 Zweige Basilikum
- Salz und Pfeffer

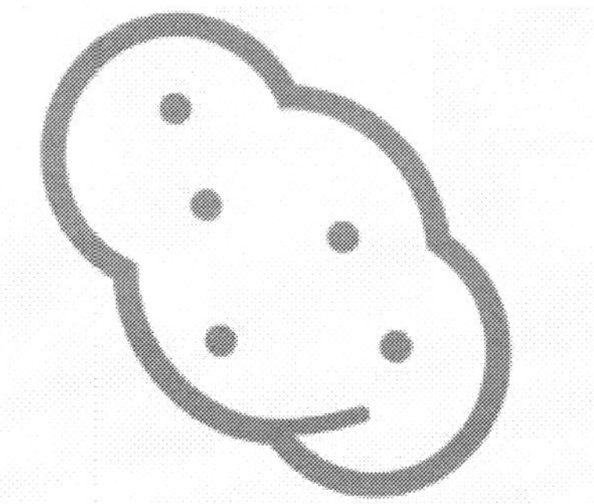

Zubereitung:

1.	Die Kartoffeln in einen Topf geben, mit Wasser bedecken und kochen, bis sie gar sind. Anschließend abkühlen lassen, pellen und in Würfel schneiden.
2.	Die Cherrytomaten halbieren und in eine kleine, beschichtete Pfanne geben. Die Pfanne erhitzen, den Zucker über die Tomaten streuen und einige Sekunden karamellisieren.
3.	Dann mit Essig und Brühe ablöschen und einige Minuten dünsten.
4.	Die getrockneten Tomaten in gleichmäßige Streifen schneiden und in einer Schüssel mit den Kartoffelwürfeln, den Cherrytomaten und dem Olivenöl vermischen.
5.	Auf zwei Schälchen verteilen und mit frisch gehacktem Basilikum, Pfeffer und Salz würzen.

Guten Appetit!

Nährwertangaben pro Portion:

11 g Fett | 40 g Kohlenhydrate | 5 g Eiweiß | 310 kcal

SALAT MIT LINSEN UND MANGOLD

Portionen: 2 | Zubereitungszeit: 45 Min

Zutaten:

- 100 g Kichererbsen
- 50 g Linsen
- 250 g Mangold mit bunten Stängeln
- 1 Frühlingszwiebel
- 4 EL Olivenöl
- 1 EL Granatapfelsirup
- 2 EL Zitronensaft
- 1 Prise Chiliflocken
- 1 Knoblauchzehe
- 70 g Schafskäse
- 1 Stängel Minze
- 1 Stängel Petersilie
- 1 große Tomate
- Salz und Pfeffer

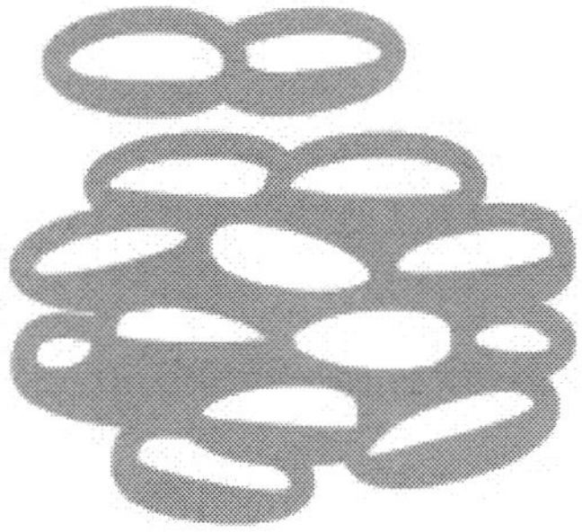

Zubereitung:

1.	Die Linsen in einem kleinen Topf zum Kochen bringen und nach Packungsanleitung garen.
2.	In der Zwischenzeit die Kichererbsen in ein Sieb gießen und mit reichlich Wasser spülen.
3.	Die Chiliflocken mit dem Zitronensaft, dem Sirup und der Hälfte des Öls zu einem Dressing rühren.
4.	Den Mangold waschen, vorsichtig trockentupfen, in grobe Streifen schneiden und in einer Pfanne in etwas Wasser dünsten. Salzen und in ein Sieb geben, damit das Wasser abtropfen kann.
5.	Die Linsen ebenfalls in ein Sieb schütten, sobald sie gar sind.
6.	Den Knoblauch in einer kleinen Pfanne in dem restlichen Öl dünsten und mit Kichererbsen, Mangold, Dressing und Linsen vermischen.
7.	Die Tomate in Stücke schneiden und vorsichtig unterheben. Den Käse in kleine Würfel schneiden, die Kräuter waschen und hacken.
8.	Den Salat in zwei Schalen füllen und mit Käsewürfeln, sowie gehackten Kräutern bestreuen.

Guten Appetit!

Nährwertangaben pro Portion:

30 g Fett | 30 g Kohlenhydrate | 20 g Eiweiß | 470 kcal

SALAT MIT QUINOA

Portionen: 2 | Zubereitungszeit: 1 Stunde

Zutaten:

- 1 kleine Möhre
- ½ Apfel
- ½ Zwiebel
- 2 EL Schafskäse, Würfel
- 50 g Quinoa
- 30 g Rotkohl
- 50 g Sellerie
- 1 Zweig Thymian
- ½ Petersilienwurzel
- ½ Fenchelknolle
- 1 EL Weißweinessig
- 2 EL Olivenöl
- 1 TL Honig
- 1 PriseChiliflocken
- 1 TL Sesamöl
- 2 Stängel Petersilie
- Salz und Pfeffer

Zubereitung:

1.	Die Quinoa garen, dafür mit kochendem Wasser spülen und anschließend kochen, wie es auf der Packungsanleitung steht.
2.	In der Zwischenzeit das Gemüse schälen, wenn dies notwendig ist und in kleine Würfel schneiden.
3.	Essig, Öl, Honig, Salz und Pfeffer zu einem Dressing verrühren. Den Rotkohl in dünne Streifen schneiden.
4.	In einer Schüssel das Gemüse mit dem Dressing verrühren. Dann die Quinoa unterheben und mit Salz abschmecken.
5.	In zwei Schalen füllen und mit Käse und Kräutern bestreuen.

Guten Appetit!

Nährwertangaben pro Portion:

20 g Fett | 25 g Kohlenhydrate | 8 g Eiweiß | 365 kcal

VEGETARISCHE GERICHTE

BUNTE GEMÜSENUDELN

Portionen: 2 | Zubereitungszeit: 30 Minuten

Zutaten:

- 2 mittlere Zucchini
- 2 Möhren
- 1 kleine Zwiebel
- 2 EL Olivenöl
- 1 Knoblauchzehe
- 10 Cherrytomaten
- 2 Stiele Basilikum
- 1 Zweig Thymian
- 2 EL Parmesan, gerieben
- Salz und Pfeffer

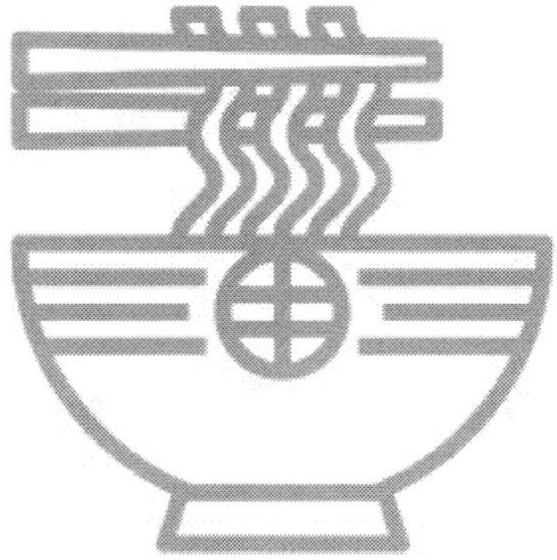

Zubereitung:

1.	Die Zucchini und die Möhren waschen und schälen. Anschließend mit einem Gemüsehobel zu Gemüsenudeln schneiden.
2.	Knoblauch und Zwiebel schälen, fein hacken und in einer Pfanne in Olivenöl dünsten, bis die Zwiebel glasig wird.
3.	Dann die Möhren hinzugeben, einige Minuten braten und die Zucchini ebenfalls in die Pfanne geben.
4.	Vorsichtig unterheben und mit Pfeffer und Salz würzen.
5.	Die Tomaten waschen, halbieren und unter die Gemüsenudeln mischen. Anschließend alles in zwei Schalen füllen und mit geriebenem Käse, sowie frisch gehackten Kräutern bestreuen.

Guten Appetit!

Nährwertangaben pro Portion:

18 g Fett | 14 g Kohlenhydrate | 11 g Eiweiß | 330 kcal

GEFÜLLTE AUBERGINEN IN TOMATENSOSSE

Portionen: 2 | Zubereitungszeit: 1 Stunde 40 Min

Zutaten:

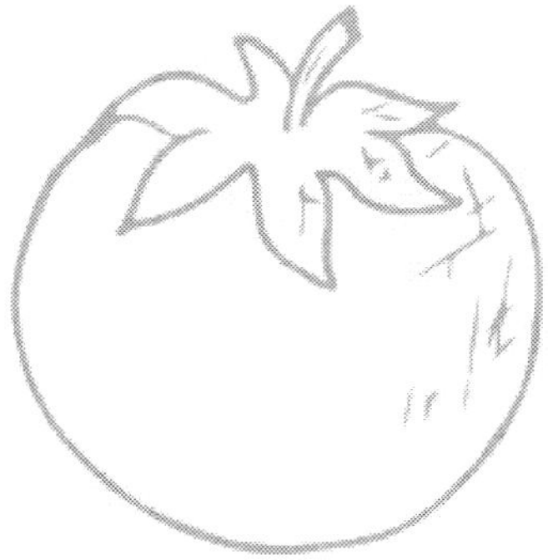

- 1 Aubergine
- 1 Knoblauchzehe
- 1 Zweig Rosmarin
- 100 g Staudensellerie
- 2 TL Parmesan, gerieben
- 70 g Hirse
- 2 EL Olivenöl
- ½ Stange Porree
- Salz und Pfeffer
- Für die Soße:
- 50 ml Gemüsebrühe
- 1 Knoblauchzehe
- 1 kleine Zwiebel
- 1 Dose Tomaten, stückig
- 1 EL Olivenöl

Zubereitung:

1.	Die Aubergine der Länge nach halbieren und mit einem kleinen Messer eine Höhe in das Fruchtfleisch schneiden. Dabei nicht die Schale verletzten.
2.	Anschließend den Ofen auf 180 Grad Celsius vorheizen, die Auberginenhälften mit Öl bestreichen und etwa 20 Minuten backen.

3.	In der Zwischenzeit die Hirse nach der Packungsanleitung garen und den Thymian ins kochende Wasser legen, damit er sein Aroma an die Hirse abgibt.
4.	Den Porree und den Sellerie waschen und in feine Scheiben schneiden. Den Knoblauch schälen und hacken.
5.	Die Aubergine aus dem Ofen nehmen und das Fruchtfleisch vorsichtig mit einem Löffel herauslösen. Grob hacken und in einer Pfanne in Olivenöl braten.
6.	Den Porree, den Sellerie und den Knoblauch hinzugeben und alles gemeinsam einige Minuten braten.
7.	Anschließend mit Pfeffer und Salz würzen und die fertige Hirse vorsichtig unterheben.
8.	Währenddessen den Knoblauch und die Zwiebel für die Soße schälen, würfeln und in einer Pfanne in einigem Olivenöl dünsten.
9.	Dann die Tomaten unterrühren, aufkochen lassen und mit Pfeffer und Salz würzen.
10.	Die Soße in zwei tiefe Teller geben und die Füllung in die beiden Auberginenhälften füllen.
11.	Abschließend mit Parmesan bestreuen.

Guten Appetit!

Nährwertangaben pro Portion:

16 g Fett | 35 g Kohlenhydrate | 10 g Eiweiß | 370 kcal

LEICHTES GEMÜSERAGOUT

Portionen: 2 | Zubereitungszeit: 40 Minuten

Zutaten:

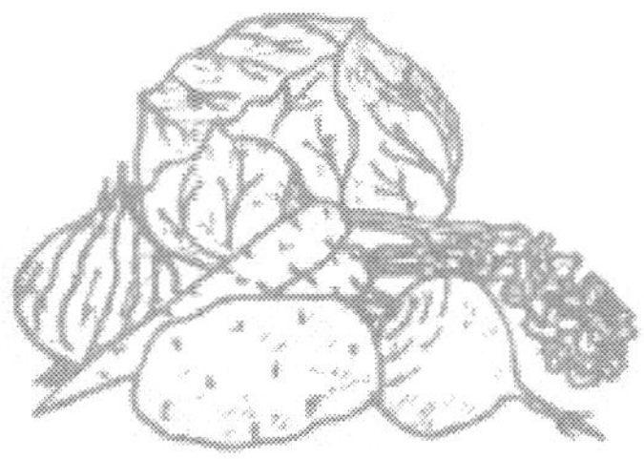

- 1 kleine Zucchini
- 1 Möhre
- ½ Paprika, gelb
- ½ Paprika, rot
- 1 handvoll Zuckererbsen
- 2 Frühlingszwiebeln
- 1 Messerspitze Curry
- 125 ml Gemüsebrühe
- 70 g Selleriegrün
- 1 Stck. Ingwer,
- 1 kleine Knoblauchzehe
- 1 Messerspitze gemahlener Koriander
- 1 EL Öl
- 4 Zweige Koriander
- 3 EL Weißweinessig
- 2 EL Sojasoße
- 1 TL Maisstärke
- 1 Messerspitze Chiliflocken
- Salz

Zubereitung:

1.	Das Gemüse vorbereiten. Hierzu die Paprika und den Sellerie in feine Streifen schneiden. Die Erbsenschoten waschen, die Zucchini in Spalten schneiden, die Möhre schälen und in Streifen schneiden. Den Ingwer schälen und fein hacken.
2.	Die Knoblauchzehe schälen und mit einer Gabel quetschen. Das Öl in einer mittleren, beschichteten Pfanne erhitzen und das Gemüse hineingeben.
3.	Etwa 10 Minuten dünsten lassen, dann den Weißweinessig, die Sojasoße, sowie die Gewürze hinzugeben. Ordentlich vermischen und durchziehen lassen.
4.	Die Maisstärke in der Gemüsebrühe auflösen und in das Ragout geben.
5.	Abschließend bei Bedarf mit etwas Salz nachwürzen, in zwei Schalen geben und mit gehackter Frühlingszwiebel, sowie frischen Korianderblättern garnieren.

Guten Appetit!

Nährwertangaben pro Portion:

5 g Fett | 25 g Kohlenhydrate | 5 g Eiweiß | 190 kcal

VEGETARISCHES CURRY MIT LINSEN

Portionen: 2 | Zubereitungszeit: 40 Minuten

Zutaten:

- 1 Knoblauchzehe
- 75 g rote Linsen
- 2 Möhren
- 1 kleine Zucchini
- 600 ml Brühe
- 1 TL Currypulver oder Paste
- 1 Stck. Ingwer
- 2 EL Öl
- 1 kleine Zwiebel
- 2 EL Naturjoghurt
- 6 Zweige Koriander
- Salz

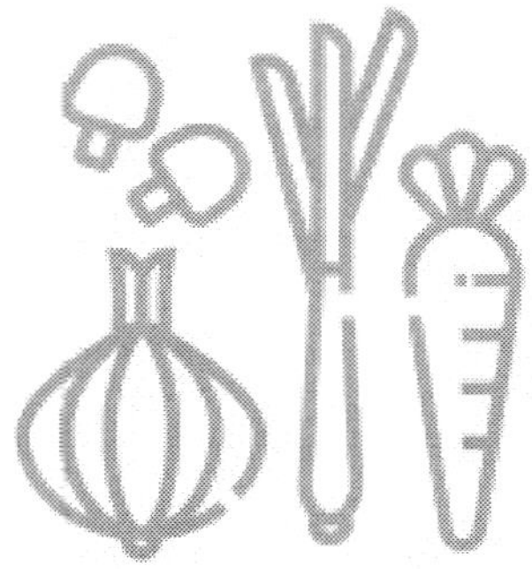

Zubereitung:

1.	Die Zucchini halbieren und anschließend in Stücke schneiden. Die Möhre schälen und dann ebenso verfahren, wie mit der Zucchini. Die Knoblauchzehe schälen und mit einer Gabel zerdrücken, die Zwiebel schälen und fein würfeln.
2.	Etwas Öl in einer beschichteten Pfanne erhitzen und das Gemüse darin einige Minuten lang dünsten.
3.	Den Ingwer schälen und fein hacken, dann gemeinsam mit dem Curry und den Linsen in die Pfanne geben. Kräftig unterrühren und mit Brühe ablöschen.
4.	Etwa 10 Minuten köcheln lassen, dann mit etwas Salz würzen und den Koriander hacken.
5.	Den Eintopf in zwei Schalen füllen und jeweils mit einem EL Joghurt garnieren, sowie mit gehacktem Koriander bestreuen.

Guten Appetit!

Nährwertangaben pro Portion:

18 g Fett | 20 g Kohlenhydrate | 12 g Eiweiß | 315 kcal

GERICHTE MIT FLEISCH

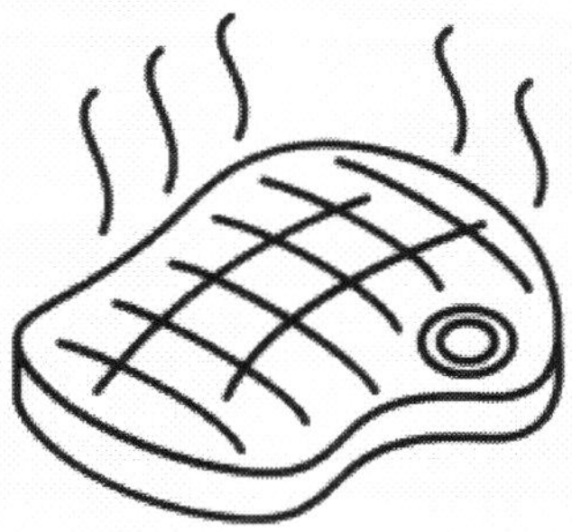

LAMMEINTOPF MIT BOHNEN

Portionen: 2 | Zubereitungszeit: 3 Stunden

Zutaten:

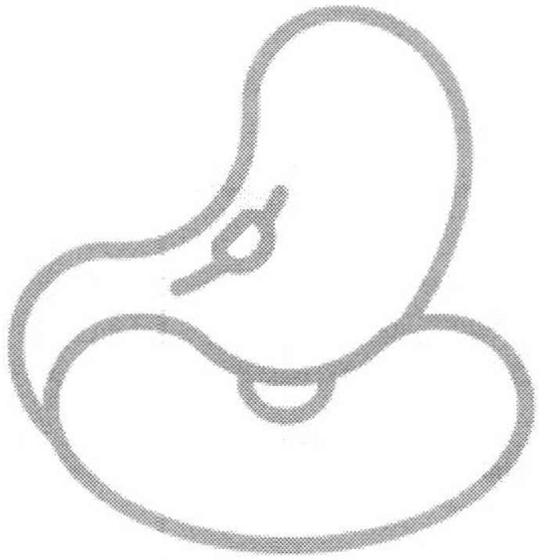

- 200 g Lammschulter
- 2 EL Olivenöl
- 100 g weiße Bohnen, frisch
- 200 g Buschbohnen
- 1 kleine Zwiebel
- 3 Zweige Thymian
- 1 kleine Chilischote
- 1 Knoblauchzehe
- 250 ml Brühe, nach Wahl
- 1 große Kartoffel
- 2 Tomaten
- 3 Zweige Petersilie
- 1 Lorbeerblatt
- Salz und ganze Pfefferkörner

Zubereitung:

1.	In der Nacht vor der Zubereitung die Pfefferkörner gemeinsam mit den Fleischwürfeln, dem Thymian, der gehackten Chilischote, zerdrückter Knoblauchzehe, Lorbeerblatt, Öl und Salz vermischen und in einer Schale im Kühlschrank einziehen lassen.
2.	Am nächsten Tag das Fleisch aus der Marinade nehmen und gemeinsam mit der Marinade in einen Bräter geben und etwa 15 Minuten bei mittlerer Hitze schmoren.
3.	In der Zwischenzeit die Zwiebel schälen, in Ringe schneiden und hinzugeben, mit Brühe ablöschen und aufkochen.
4.	Nacheinander die weißen Bohnen, die Kartoffelwürfel, die Buschbohnen und letztendlich die geschälten, gewürfelten Tomaten in den Bräter zum Fleisch geben und jeweils 15 Minuten köcheln lassen, bevor die nächste Zutat hinzugegeben wird. Vor dem Servieren mit Pfeffer und Salz abschmecken.
5.	Den Eintopf in zwei Schalen füllen und mit gehackter Petersilie bestreuen.

Guten Appetit!

Nährwertangaben pro Portion:

15 g Fett | 21 g Kohlenhydrate | 39 g Eiweiß | 380 kcal

WÜRZIGES RINDFLEISCH MIT BLUMENKOHL

Portionen: 2 | Zubereitungszeit: 35 Minuten

Zutaten:

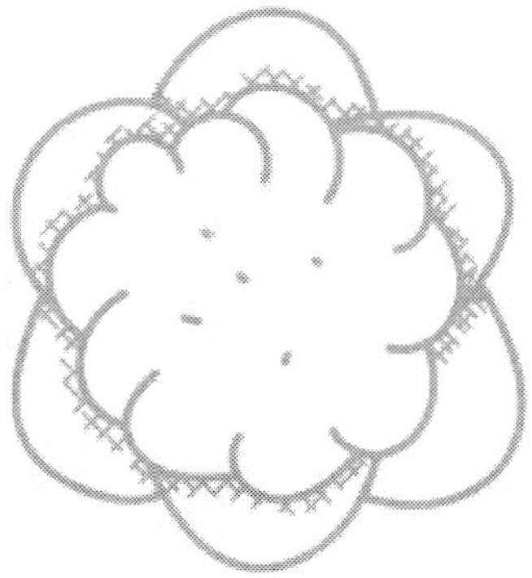

- 2 EL Öl
- 220 g Rumpsteak
- 350 g Blumenkohl
- 150 ml Gemüsebrühe
- ½ TL Maisstärke
- 1 EL Sojasoße
- 1 Messerspitze Chiliflocken
- 1 EL Limettensaft
- 1 Knoblauchzehe
- 1 Stck. Ingwer
- 1 kleine Zwiebel
- 4 Zweige Koriander
- Salz

Zubereitung:

1.	Das Fleisch waschen, mit einem Tuch abtupfen und in dünne Streifen schneiden. Anschließend in einer beschichteten Pfanne oder einem Wok einige Minuten in Öl braten.
2.	In der Zwischenzeit den Blumenkohl in Röschen zerteilen und in etwas Wasser 5 Minuten kochen lassen.
3.	Die Knoblauchzehe schälen und fein hacken, die Zwiebel schälen und anschließend in große Würfel schneiden.
4.	Zwiebel und Knoblauch zum Fleisch in die Pfanne geben und gemeinsam mit den Chiliflocken und frisch geriebenem Ingwer dünsten.
5.	Nach einigen Minuten den Blumenkohl hinzugeben und einen Spritzer Sojasoße darüber gießen.
6.	Vorsichtig umrühren und die Maisstärke in der Brühe auflösen. Anschließend in die Pfanne gießen.
7.	Dünsten lassen, bis die Stärke die Soße angedickt hat, dann mit Limettensaft und gegebenenfalls etwas Salz abschmecken.
8.	In zwei Schalen füllen und beispielsweise mit Reis servieren. Abschließend mit frischen Korianderblättern garnieren

Guten Appetit!

Nährwertangaben pro Portion:

15 g Fett | 7 g Kohlenhydrate | 25 g Eiweiß | 270 kcal

SCHWEINEFILET AUF FRISCHEM FENCHEL

Portionen: 2 | Zubereitungszeit: 35 Minuten

Zutaten:

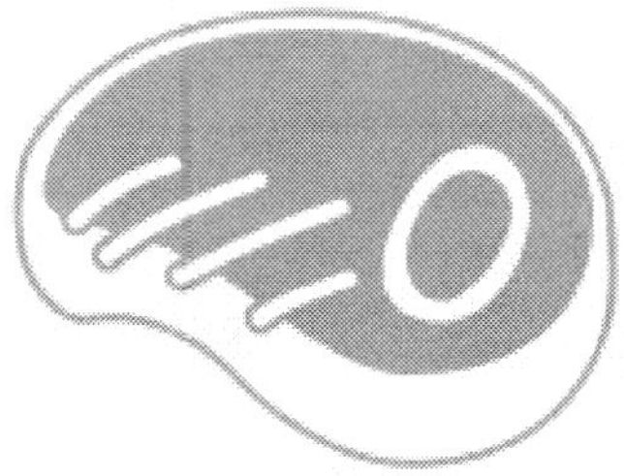

- 1 Fenchelknolle
- 250 g Schweinefleisch
- 1 EL Zitronensaft
- 130 g Champignons
- 2 EL Olivenöl
- 2 Stängel Petersilie
- 100 ml Kochsahne
- 120 ml Brühe
- 2 Zweige Thymian
- Salz und Pfeffer

Zubereitung:

1.	Das Fleisch waschen, abtupfen und in mundgerechte Stücke schneiden, anschließend mit Salz und Pfeffer würzen. Anschließend in einer beschichteten Pfanne in 1 EL Olivenöl braten, bis es von allen Seiten gleichmäßig goldgelb ist.
2.	In der Zwischenzeit Fenchel und Champignons waschen und ebenfalls in mundgerechte Stücke schneiden. In einer zweiten Pfanne im restlichen Olivenöl dünsten, etwa 5 Minuten sollten ausreichen.
3.	Das Gemüse zu dem Fleisch in die große Pfanne geben und mit Brühe ablöschen. Einige Minuten köcheln lassen, dann den Thymian hinzugeben und mit Salt, sowie Pfeffer würzen.
4.	Die Sahne hinzugießen und aufkochen lassen.
5.	In zwei Schalen verteilen und mit frisch gehackter Petersilie bestreuen

Guten Appetit!

Nährwertangaben pro Portion:

20 g Fett | 7 g Kohlenhydrate | 35 g Eiweiß | 360 kcal

GERICHTE MIT GEFLÜGEL

EINGEROLLTES HÄHNCHEN AUF PAPRIKA

Portionen: 2 | Zubereitungszeit: 45 Minuten

Zutaten:

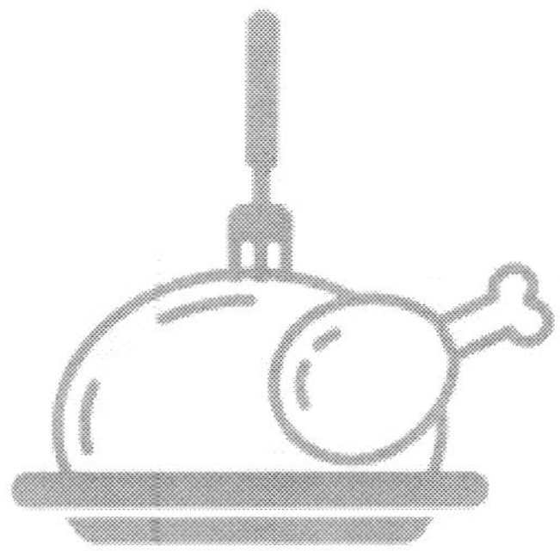

- 2 kleine Hähnchenbrustfilets
- 2 mittlere Kartoffeln
- 2 Scheiben Serrano Schinken
- 2 EL Olivenöl
- 2 TL Tomatenmark
- 140 ml Brühe
- 1 kleine Zwiebel
- 1 Paprika, rot
- 1 Paprika, grün
- 4 Blätter Salbei
- 1 Knoblauchzehe
- 1 Messerspitze Chiliflocken
- 2 Stängel Basilikum
- Salz und Pfeffer

Zubereitung:

1.	Das Fleisch der Länge nach halbieren, sodass zwei Filets entstehen. Diese vorsichtig plattklopfen, salzen und anschließend mit dem Schinken und den Salbeiblättern belegen.
2.	Zu zwei Rollen zusammenrollen und die Enden mit kleinen Spießen feststecken. Den Ofen auf 180 Grad Celsius vorheizen, die Hähnchenrollen in eine Pfanne legen und in Olivenöl braten, bis sie von allen Seiten goldgelb sind. Dann in eine Ofenfeste Form legen und beiseitestellen.
3.	In der Zwischenzeit die Knoblauchzehe und die Zwiebel schälen und in feine Würfel schneiden.
4.	Die Kartoffel schälen, würfeln und die Paprikaschoten waschen und in Streifen schneiden.
5.	Das Gemüse in der Pfanne, in welcher vorher das Hähnchenfleisch gebraten wurde, 5 Minuten dünsten, dann um die Hähnchenrollen in der Ofenform verteilen, mit Gemüsebrühe begießen und im Ofen 15 Minuten backen.
6.	Die Kartoffeln sollten nun gar sein. Die Form aus dem Ofen nehmen und nach eigenen Vorlieben mit Chiliflocken, Salz und Pfeffer nachwürzen.
7.	Den Basilikum in feine Streifen schneiden, das Essen auf zwei Teller verteilen und mit dem frischen Basilikum bestreuen.

Guten Appetit!

Nährwertangaben pro Portion:

16 g Fett | 18 g Kohlenhydrate | 55 g Eiweiß | 450 kcal

Portionen: 2 | Zubereitungszeit: 30 Minuten

Zutaten:

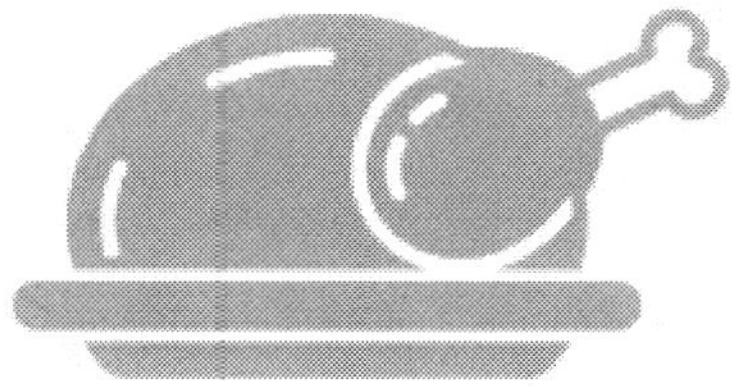

- 50 g Reismischung, Wildreis
- 2 kleine Hähnchenbrustfilets
- 2 getrocknete Aprikosen
- 2 EL Öl
- 2 Frühlingszwiebeln
- 1 Knoblauchzehe
- 1 Messerspitze Chiliflocken
- 100 ml Apfelsaft
- 4 Zweige Koriander
- Salz und Pfeffer

Zubereitung:

1.	Das Fleisch in kleine Würfel schneiden und in einer mittelgroßen Pfanne in Öl kräftig anbraten.
2.	In der Zwischenzeit den Reis nach der Packungsanleitung zubereiten und garen.
3.	Die Frühlingszwiebeln, den Knoblauch und die Aprikosen in dünne Streifen schneiden und zu dem Fleisch in die heiße Pfanne geben.
4.	Nach einigen Minuten mit Apfelsaft ablöschen und mit Chiliflocken, Salz und Pfeffer würzen.
5.	Den Reis aus dem Topf in die Pfanne füllen und vorsichtig unterheben. Einige Minuten ziehen lassen, dann auf zwei Teller verteilen.
6.	Zum Servieren mit frischen Korianderblättern garnieren.

Guten Appetit!

Nährwertangaben pro Portion:

10 g Fett | 37 g Kohlenhydrate | 30 g Eiweiß | 400 kcal

SAFTIGE ENTENBRUST MIT SAUERKRAUT

Portionen: 2 | Zubereitungszeit: 1 Stunde 15 Minuten

Zutaten:

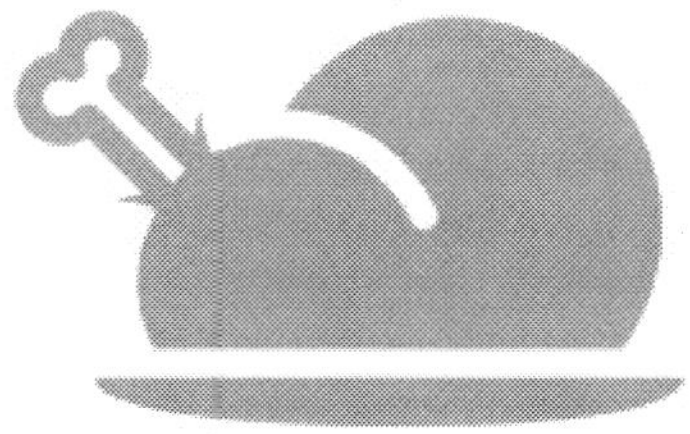

- 1 kleine Zwiebel
- 200 ml Brühe
- 1 TL Gänseschmalz
- 5 Wacholderbeeren
- 150 ml Aronia-Saft
- 1 Entenbrustfilet
- ½ TL Maisstärke
- 1 EL brauner Zucker
- 1 Lorbeerblatt
- 400 g Sauerkraut
- Salz und Pfeffer

Zubereitung:

1.	Die Entenbrust waschen und ihre Haut einschneiden. Anschließend in eine Ofenform legen und auf dem Herd einige Minuten lang in Schmalz braten.
2.	In der Zwischenzeit den Ofen vorheizen, auf 160 Grad Celsius und die Entenbrust dann in den Ofen stellen und dort 10 Minuten backen. Mit etwas Salz und Pfeffer würzen.
3.	Währenddessen die Zwiebel schälen, in Würfel schneiden und in etwas Schmalz in einer beschichteten, tiefen Pfanne dünsten, bis sie glasig wird.
4.	Den braunen Zucker über die Zwiebel streuen und einige Sekunden karamellisieren lassen. Dann die Wacholderbeeren, sowie das Lorbeerblatt hinzugeben und schließlich mit dem Aronia-Saft ablöschen.
5.	Das Sauerkraut aus der Packung nehmen, abtropfen lassen und zu den anderen Zutaten in die Pfanne geben. Gut umrühren, das Kraut färbt sich durch den Aronia-Saft dunkelrot. Die Maisstärke in der Brühe auflösen und anschließend in das Kraut rühren und andicken lassen.
6.	Zum Servieren die Entenbrust in Streifen schneiden und auf das Sauerkraut legen. Salzkartoffeln passen perfekt zu diesem Gericht.

Guten Appetit!

Nährwertangaben pro Portion:

15 g Fett | 21 g Kohlenhydrate | 30 g Eiweiß | 350 kcal

PUTENGESCHNETZELTES

Portionen: 2 | Zubereitungszeit: 25 Minuten

Zutaten:

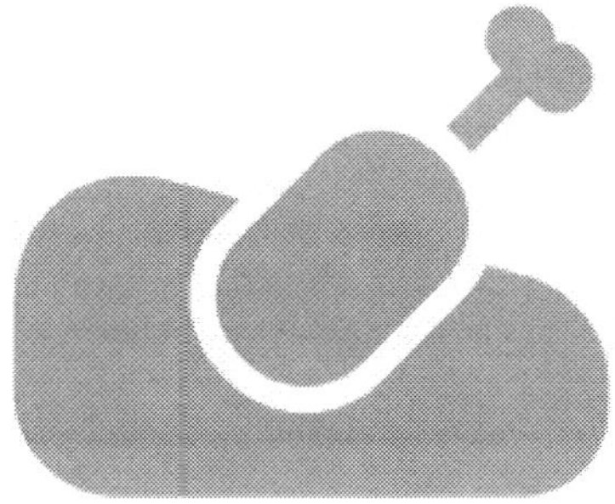

- 400 g Putengeschnetzeltes
- 2 Frühlingszwiebeln
- 3 EL Sojasoße
- 1 kleine Chilischote
- 1 EL Zucker
- 1 Knoblauchzehe
- ½ Paprika, grün
- ½ Paprika, rot
- 2 EL Öl
- 4 Stängel Koriander
- 2 EL Erdnüsse

Zubereitung:

1.	Das Gemüse vorbereiten. Hierzu die Paprika waschen, das Kerngehäuse entfernen und die Paprika in kleine Würfel schneiden. Die Knoblauchzehe schälen und mit einer Gabel zerdrücken, die Frühlingszwiebeln waschen, trocknen und in feine Ringe schneiden, mit der Chilischote ebenso verfahren
2.	Das Fleisch waschen, mit einem Küchenpapier abtupfen und in kleine Streifen oder Würfel schneiden.
3.	Öl in einem Wok erhitzen und das Fleisch darin einige Minuten braten. Anschließend herausnehmen und in einer Schale beiseite stellen.
4.	Paprika und Knoblauch in den Wok geben und unter stetigem rühren einige Minuten dünsten. Dann mit der Sojasoße ablöschen, Chilischote und Zucker hinzugeben und kräftig schwenken.
5.	Das Fleisch wieder in den Wok füllen, unterheben und wenn notwendig leicht nachsalzen.
6.	In der Zwischenzeit die Erdnüsse in einer kleinen Pfanne rösten und bei Bedarf leicht hacken.
7.	Das Geschnetzelte in zwei Schalen füllen und mit Erdnusskernen, sowie frischem Koriander bestreuen.

Guten Appetit!

Nährwertangaben pro Portion:

30 g Fett | 15 g Kohlenhydrate | 50 g Eiweiß | 570 kcal

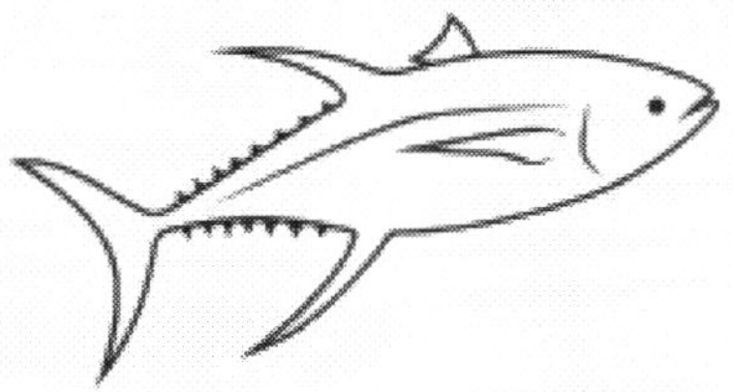

Portionen: 2 | Zubereitungszeit: 35 Minuten

Zutaten:

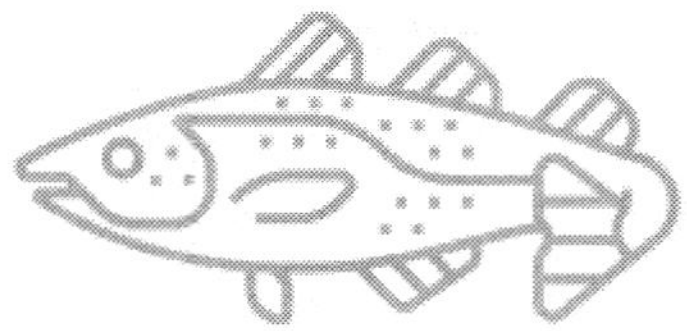

- 150 g Kabeljau (oder Fisch nach Wahl)
- 1 Möhre
- 1 Knoblauchzehe
- 1 TL Butter
- 4 EL Kochsahne
- 1 kleine Porrestange
- ½ Fenchelknolle
- ½ TL Fenchelsamen
- 3 EL trockener Wermut
- 300 ml Brühe nach Wahl
- 1 TL Zitronensaft
- etwas Zucker
- 1 Messerspitze Chiliflocken
- ½ Bund frischer Dill
- Salz und Pfeffer

Zubereitung:

1.	Das Öl in einer Pfanne erhitzen und die Knoblauchzehe schälen und in kleine Würfel schneiden.
2.	Harissa, Safrangewürz, Sardelle und Knoblauch in der Pfanne einige Minuten braten.
3.	Dann die Tomaten unterrühren und die Oliven ebenfalls hinzugeben. Umrühren und den Fisch in die Soße legen.
4.	Vorsichtig ziehen lassen, bis der Fisch vollkommen gar ist, dann mit Salz und Pfeffer würzen.
5.	In zwei Schalen füllen und mit jeweils 1 EL Joghurt garnieren.

Guten Appetit!

Nährwertangaben pro Portion:

7 g Fett | 5 g Kohlenhydrate | 16 g Eiweiß | 160 kcal

Portionen: 2 | Zubereitungszeit: 45 Minuten

Zutaten:

- 1 Scheibe Knäckebrot
- 1 EL Mandelplättchen
- 4 EL gemischte Beeren
- 10 EL Mineralwasser
- 1 Zitrone
- 1 EL Honig
- 250 g Magerquark

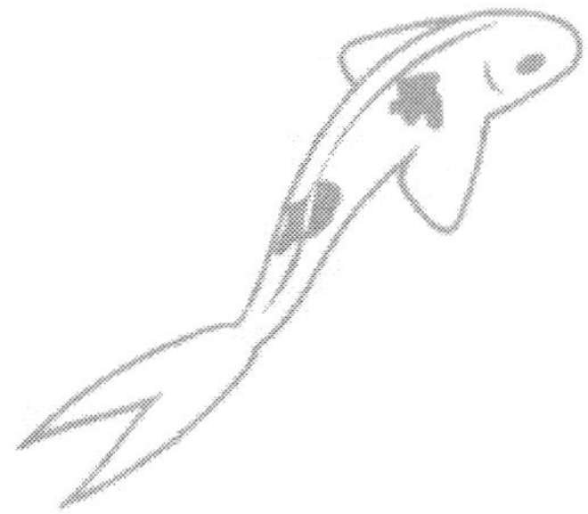

Zubereitung:

1.	Das Gemüse vorbereiten. Hierzu die Möhre waschen, schälen und in Scheiben schneiden. Die Knoblauchzehe schälen und fein hacken, den Porree säubern und in feine Ringe schneiden, sowie den Fenchel waschen und in Spalten schneiden.
2.	Die Butter in einen Topf geben und das Gemüse darin einige Minuten dünsten, dabei regelmäßig durchrühren.
3.	Den Wermut in den Topf geben und kurz einkochen lassen, dann mit Brühe ablöschen und etwa 10 Minuten durchkochen lassen.
4.	Den Fisch säubern, trockentupfen und in mundgerechte Happen schneiden. Die Stücke in den Eintopf legen und den Zitronensaft, sowie die Chiliflocken und etwas Salz und Pfeffer hinzugeben.
5.	Erneut einige Minuten köcheln lassen. In der Zwischenzeit den Dill hacken und die Fenchelkörner zerkleinern.
6.	Den Eintopf vorsichtig umrühren und die Sahne hineingeben. Mit Zitronensaft abschmecken und in zwei Schalen füllen, sobald der Fisch gar ist.
7.	Zum Servieren mit frischem Dill bestreuen.

Guten Appetit!

Nährwertangaben pro Portion:

7 g Fett | 10 g Kohlenhydrate | 15 g Eiweiß | 180 kcal

FISCH NACH KREOLENART

Portionen: 2 | Zubereitungszeit: 35 Minuten

Zutaten:

- ½ Paprika, rot
- 2 kleine Seelachsfilets
- 1 Selleriestange
- 75 g Wildreismischung
- 2 Frühlingszwiebeln
- 1 Prise gemahlener Kreuzkümmel
- 2 EL Limettensaft
- 4 Zweige Koriander
- 2 EL Olivenöl
- ½ TL Limettenschale, gerieben
- Salz und Pfeffer

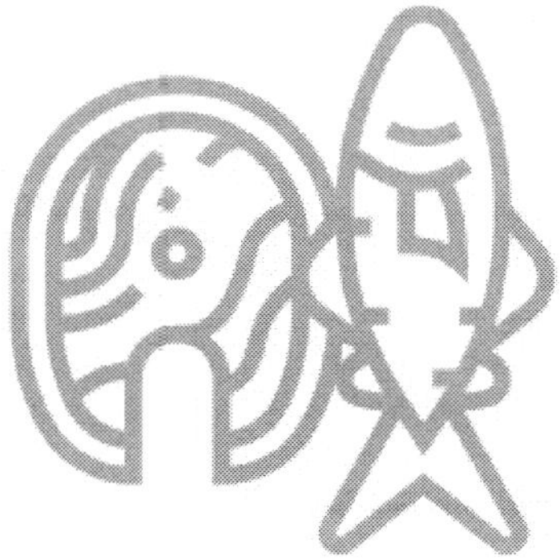

Zubereitung:

1.	Den Reis nach Packungsanleitung zubereiten und garen lassen.
2.	In der Zwischenzeit das Gemüse vorbereiten. Hierzu die Frühlingszwiebel waschen und in gleichmäßige Ringe schneiden die Paprika fein würfeln und die Selleriestange ebenfalls in kleine Würfel schneiden.
3.	Aus Limettensaft, 1 EL Öl und Limettenschale eine Marinade rühren und diese in einer Schale mit dem Gemüse vermischen.
4.	Den Fisch mit Salz, Kreuzkümmel und würzen, dann in einer mittelgroßen, beschichteten Pfanne in dem restlichen Öl braten, bis er beidseitig goldgelb ist.
5.	Den Reis auf zwei Teller füllen, jeweils ein Filet danebenlegen und dieses mit dem marinierten Gemüse anrichten.
6.	Zum Servieren mit frischem Koriander bestreuen und gegebenenfalls einen Spritzer Limettensaft hinzufügen.

Guten Appetit!

Nährwertangaben pro Portion:

12 g Fett | 33 g Kohlenhydrate | 27 g Eiweiß | 380 kcal

SÜSSSPEISEN

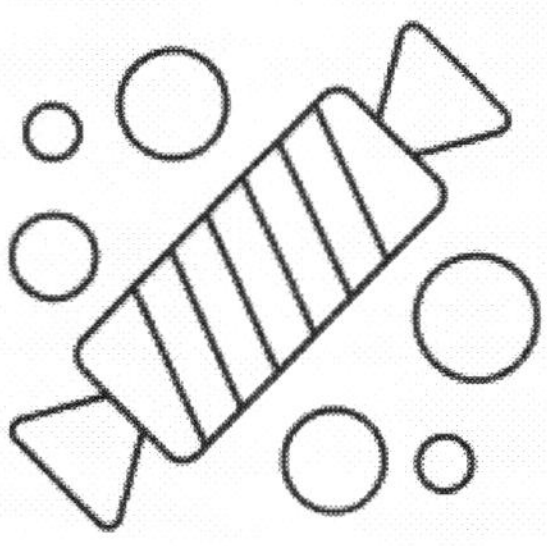

Portionen: 2 | Zubereitungszeit: 10 Minuten

Zutaten:

- 1 Orange
- 120 g Buttermilchquark
- 2 TL Honig
- 150 g Mohnjoghurt
- 1 Spritzer Zitronensaft
- 1 TL Mohnkörner

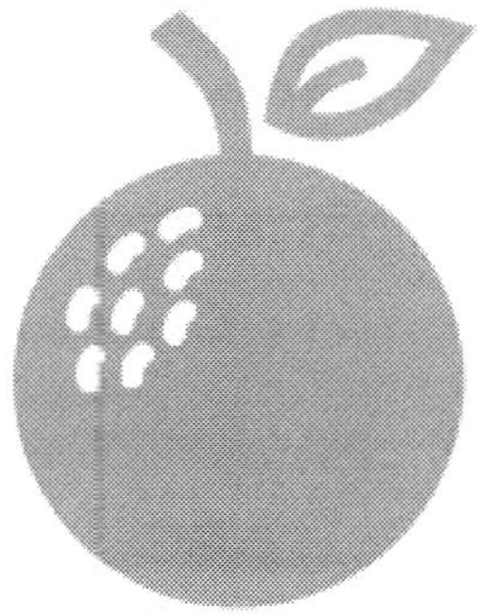

Zubereitung:

1.	In einer Schale den Buttermilchquark mit dem Mohnjoghurt verrühren und anschließend in zwei Schälchen füllen.
2.	Die Orange schälen und in Würfel schneiden. Dann auf dem Joghurt anrichten. Jeweils mit einem kleinen Spitzer Zitronensaft beträufeln, etwas Honig über die Orange geben und abschließend mit einigen Mohnkörnern bestreuen.

Guten Appetit!

Nährwertangaben pro Portion:

3 g Fett | 30 g Kohlenhydrate | 11 g Eiweiß | 245 kcal

Portionen: 2 | Zubereitungszeit: 15 Minuten

Zutaten:

- 1 Mandarine
- 2 Maracujas
- 1 handvoll Ananas
- 2 EL Honig
- 1 Kiwi
- 1 TL Kokosraspel

Zubereitung:

1.	Die Mandarine, die Kiwi und die Ananas schälen und in kleine Würfel schneiden.
2.	Die Maracujas mit einem Messer aufschneiden und das Fruchtfleisch mit einem Löffel herauslösen.
3.	Honig zu den Früchten geben und vorsichtig unterrühren.
4.	In zwei Schälchen verteilen und mit Kokosraspeln bestreuen

Guten Appetit!

Nährwertangaben pro Portion:

3 g Fett | 24 g Kohlenhydrate | 2 g Eiweiß | 145 kcal

SELBSTGEMACHTES SORBET MIT BLAUBEEREN

Portionen: 2 | Zubereitungszeit: 10 Minuten

Zutaten:

- 75 g Sahnejoghurt
- 2 EL Puderzucker
- 300 g Blaubeeren, tiefgefroren
- 1 EL Zitronensaft
- 1 Prise Zitronenschale, gerieben

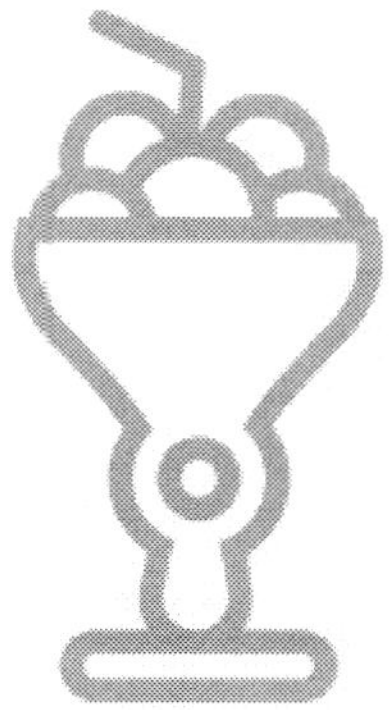

Zubereitung:

1.	Etwa 2 EL Blaubeeren zum späteren Garnieren beiseite legen. Den Rest der Blaubeeren einige Minuten auftauen lassen und mit dem Puderzucker, sowie dem Zitronensaft und der Zitronenschale in einen Mixer geben. Einige Sekunden mixen, bis ein Fruchtpüree entstanden ist.
2.	Den Joghurt gleichmäßig unterrühren, auf zwei kleine Schalen verteilen und zum Servieren mit den beiseite gestellten Blaubeeren garnieren.

Guten Appetit!

Nährwertangaben pro Portion:

5 g Fett | 25 g Kohlenhydrate | 2 g Eiweiß | 165 kcal

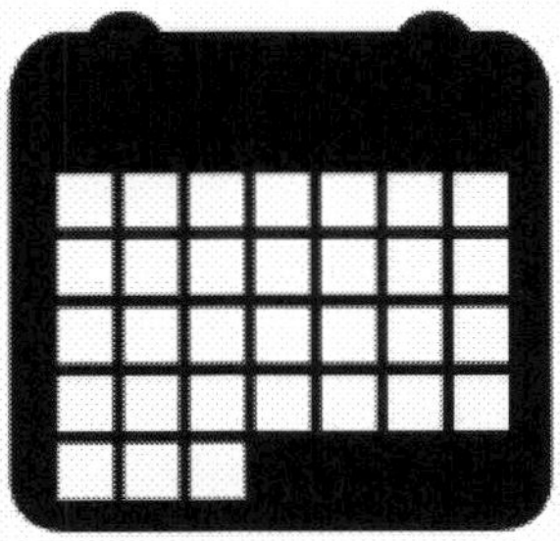

Tag 1

Morgens: Vollkornbrot mit Rührei

Mittags: Lammeintopf mit Bohnen

Abends: Bunte Gemüsenudeln

Tag 2

Morgens: Quark mit Beeren

Mittags: Salat mit Linsen und Mangold

Abends: Selleriecreme mit Lachs

Tag 3

Morgens: Herzhaftes Frühstück mit Eiern und Chorizo

Mittags: Bunte Gemüsesuppe

Abends: Bunter Obstsalat

Tag 4

Morgens: Gesundes Morgenmüsli mit Joghurt

Mittags: Schweinefilet auf frischem Fenchel

Abends: Tomatensuppe mit Paprika

Tag 5

Morgens: Brötchen mit Radieschen und Käse

Mittags: Reispfanne mit Hähnchen

Abends: Salat mit Gurke und Garnelen

Tag 6

Morgens: Vollkornbrot mit Banane und Quark

Mittags: Asiatische Suppe mit Zitronengras und Pilzen

Abends: Brotsalat mit Fisch

Tag 7

Morgens: Brot mit Ei

Mittags: Putengeschnetzeltes

Abends: Italienischer Kartoffelsalat

Tag 8

Morgens: Gesundes Morgenmüsli mit Joghurt

Mittags: Würziges Rindfleisch mit Blumenkohl

Abends: Möhrensalat

Tag 9

Morgens: Vollkornbrot mit Rührei

Mittags: Salat mit Kichererbsen und Roter Bete

Abends: Leichte Suppe mit Rindfleisch

Tag 10

Morgens: Quark mit Beeren

Mittags: Vegetarisches Curry mit Linsen

Abends: Fisch nach Kreolenart

Tag 11

Morgens: Quark mit Orange und Mohn

Mittags: Fischeintopf

Abends: Salat mit Quinoa

Tag 12

Morgens: Brötchen mit Radieschen und Käse

Mittags: Leichtes Gemüseragout

Abends: Saftige Entenbrust auf Sauerkraut

Tag 13

Morgens: Vollkornbrot mit Banane und Quark

Mittags: Kabeljau auf Tomatensoße

Abends: Selbstgemachtes Sorbet mit Blaubeeren

Tag 14

Morgens: Brot mit Ei

Mittags: Eingerolltes Hähnchen auf Paprika

Abends: Salat mit Gurke und Garnelen

Tag 15

Morgens: Gesundes Morgenmüsli mit Joghurt

Mittags: Gefüllte Aubergine in Tomatensoße

Abends: Salat mit Kichererbsen und Mangold

Tag 16

Morgens: Vollkornbrot mit Rührei

Mittags: Schweinefilet auf frischem Fenchel

Abends: Leichtes Gemüseragout

Tag 17

Morgens: Quark mit Beeren

Mittags: Bunte Gemüsenudeln

Abends: Brotsalat mit Fisch

Tag 18

Morgens: Herzhaftes Frühstück mit Eiern und Chorizo

Mittags: Reispfanne mit Hähnchen

Abends: Salat mit Quinoa

Tag 19

Morgens: Quark mit Orange und Mohn

Mittags: Fisch nach Kreolenart

Abends: Italienischer Kartoffelsalat

Tag 20

Morgens: Vollkornbrot mit Banane und Quark

Mittags: Salat mit Gurke und Garnelen

Abends: Asiatische Suppe mit Zitronengras und Pilzen

Tag 21

Morgens: Vollkornbrot mit Rührei

Mittags: Saftige Entenbrust mit Sauerkraut

Abends: Gefüllte Aubergine auf Tomatensoße

Tag 22

Morgens: Quark mit Beeren

Mittags: Lammeintopf mit Bohnen

Abends: Bunter Obstsalat

Tag 23

Morgens: Brot mit Ei

Mittags: Asiatischer Eintopf mit Garnelen

Abends: Möhrensalat

Tag 24

Morgens: Gesundes Morgenmüsli mit Joghurt

Mittags: Würziges Rindfleisch mit Blumenkohl

Abends: Bunte Gemüsesuppe

Tag 25

Morgens: Brötchen mit Radieschen und Käse

Mittags: Salat mit Kichererbsen und Mangold

Abends: Schweinefilet auf frischem Fenchel

Tag 26

Morgens: Vollkornbrot mit Banane und Quark

Mittags: Vegetarisches Curry mit Linsen

Abends: Selbstgemachtes Sorbet mit Blaubeeren

Tag 27

Morgens: Brot mit Ei

Mittags: Bunte Gemüsenudeln

Abends: Brotsalat mit Fisch

Tag 28

Morgens: Quark mit Orangen und Mohn

Mittags: Putengeschnetzeltes

Abends: Fisch nach Kreolenart

envdur.trade@gmail.com

Petra Brandl by proxy of:

EnvDur Trading

BalatMahallesi Rifat

Efendi Sokak, No: 19/1

34087 Istanbul

Turkey

Cover:

Design: Alima Media Turk

Picture: unixx.0.gmail.com

Printed in Germany
by Amazon Distribution
GmbH, Leipzig

16754367R00066